肿瘤骨转移及骨与软组织肿瘤合理用药指南

国家卫生计生委合理用药专家委员会　组织编写

主　　编　姚　阳

副主编　于世英　王　臻

编　　委 （按姓氏笔画排序）

于世英*　于秀淳　王　臻*　王华庆

王绿化　牛晓辉　叶定伟　朱　波

刘　巍　刘皋林　汤小东　孙元珏*

肖建如　沈　赞　沈靖南　张　力*

张　剑*　张亚雄*　张伟滨　张沂平

张清媛　陆维祺　林丽珠　周宇红*

胡　欣　胡夕春*　姚　阳*　徐　珽

徐绍年　郭　放*　陶　敏　黄红兵

梁　军　程　颖　谢晓冬*　熊　华*

*为执笔专家

编写秘书　沈　赞　孙元珏

人民卫生

图书在版编目（CIP）数据

肿瘤骨转移及骨与软组织肿瘤合理用药指南 / 国家卫生计生委合理用药专家委员会组织编写 . —北京：人民卫生出版社，2019

ISBN 978-7-117-28246-8

Ⅰ.①肿… Ⅱ.①国… Ⅲ.①骨肿瘤-用药法-指南②软组织肿瘤-用药法-指南 Ⅳ.①R738.105-62②R738.605-62

中国版本图书馆 CIP 数据核字（2019）第 045857 号

| 人卫智网 | www.ipmph.com | 医学教育、学术、考试、健康，购书智慧智能综合服务平台 |
| 人卫官网 | www.pmph.com | 人卫官方资讯发布平台 |

肿瘤骨转移及骨与软组织肿瘤合理用药指南

组织编写： 国家卫生计生委合理用药专家委员会
出版发行： 人民卫生出版社（中继线 010-59780011）
地　　址： 北京市朝阳区潘家园南里 19 号
邮　　编： 100021
E - mail： pmph @ pmph.com
购书热线： 010-59787592　010-59787584　010-65264830
印　　刷： 三河市尚艺印装有限公司
经　　销： 新华书店
开　　本： 850×1168　1/32　印张：7.5
字　　数： 148 千字
版　　次： 2019 年 9 月第 1 版　2019 年 9 月第 1 版第 1 次印刷
标准书号： ISBN 978-7-117-28246-8
定　　价： 28.00 元

　打击盗版举报电话：010-59787491　E-mail：WQ @ pmph.com
　（凡属印装质量问题请与本社市场营销中心联系退换）

序

    药物是临床预防和治疗疾病的基本武器。合理用药是指以药物和疾病的系统知识和理论为指导，逐步实现安全、有效、经济、适当地使用药物的目标。在临床实际医疗工作中，不合理用药的情况时常发生。不合理用药既可表现为用药不足，又可表现为用药过度，甚至表现为用药错误。世界卫生组织指出，合理用药在全世界都是一个重大问题。不合理用药，既会导致临床医疗处理不当，又会导致医疗资源的浪费。世界卫生组织提出采取 12 项重点干预措施来促进临床合理用药。制定安全、有效、经济、适当的临床合理用药指南，并在临床推广应用，就是其中重要的干预措施之一。

    恶性肿瘤已成为中国较大的公共卫生问题，极大地危害着中国居民的健康。肺癌、乳腺癌、胃癌、肝癌、食管癌、鼻咽癌等恶性肿瘤引起的骨转移发病率不断上升。恶性肿瘤骨转移已成为临床非常常见的肿瘤问题。骨与软组织肿瘤虽然属于罕见恶性肿瘤，但因我国人口基数巨大，骨与软组织肿瘤总患病人群并非小众。此外，骨与软组织肿瘤还存在其发病在身体组织器官分布广、发病年龄跨度大、组织病理学类型复杂、患者就诊分布学科广等一系列特殊问题，导致不同地区、不同学科对骨与软组织肿瘤的诊治水平存在较大差异。特别是基层医疗机构，对肿瘤骨转移及骨与软组织肿瘤的抗肿瘤药物及相关辅助治疗药物的合理应用水平亟待提高。姚阳教授带领专家组编写的《肿瘤骨转移及骨与软组织肿瘤合理用药指南》,系国家卫生计生委合理用药专家委员会组织编写的《肿瘤临床合理用药指南系列丛书》之一。学习和推广《肿瘤骨转移及骨与软组织肿瘤合理用药指南》,将有助于提高肿瘤骨转移及骨与软组织肿瘤的合理用药水平,保障医疗质量和医疗安全,维护患者的健康权益。

秦叔逵

2019 年 2 月

前　言

　　恶性骨肿瘤有原发性和继发性之分，继发性恶性骨肿瘤的发病率远远高于原发性恶性骨肿瘤，肺癌、乳腺癌、前列腺癌、鼻咽癌、甲状腺癌、肾癌、黑色素瘤等肿瘤均好发骨转移。肿瘤骨转移可能导致骨痛、高钙血症、病理性骨折、脊髓压迫症等骨相关事件（SREs），给患者带来极大的痛苦，导致生活质量严重下降，生存期也可能因此缩短。浆细胞性骨髓瘤尽管是最常见的原发性恶性骨肿瘤，但习惯上将其归入血液系统肿瘤。最常见的恶性骨肿瘤是骨肉瘤，发病率 0.1~1/10 万，占原发性恶性骨肿瘤的 20%~40%。骨肉瘤好发于儿童和青少年，尽管发病率不高，但容易早期肺转移，严重威胁患者的生命。软组织肿瘤尽管发病率较低，不到每年新发恶性肿瘤的 1%，但其起源于不同的结缔组织，分化程度有别，病理类型多样，诊断复杂困难。每一种病理类型和亚型的软组织肿瘤都有其独特的生物学行为和转归，治疗方式各异，药物疗效不一。因此，软组织肿瘤的诊治给临床医师带来了极大的挑战。

　　肿瘤骨转移及骨与软组织肿瘤以多学科综合治疗为治疗原则，药物治疗作为重要的治疗手段，在综合治疗中具有重要的地位。对骨与软组织肿瘤而言，药物治疗有助于提高肿瘤的手术切除率、增加保肢机会、降低术后复发转移的风险。对于恶性肿瘤骨转移患者，药物治疗主要作用是延长患者的总生存期和提高生活质量。肿瘤骨转移及骨与软组织肿瘤的药物治疗专业性、系统性、时效性很强，新知识和新理论不断更新，新药不断问世，对专科医师提出了前所未有的要求。中国人口众多，幅员辽阔，不同地域、不同等级医疗机构，不同专科的医师在肿瘤骨转移及骨与软组织肿瘤诊治领域的水平与能力参差不齐，临床实践中，不规范、不合理的药物治疗经常发生，给患者造成不可弥补的严重后果。近年来，颇具代表性的"魏则西事件"更是令人痛心疾首，在全社会造成了恶劣的影响。与常见恶性肿瘤不同的是，国内鲜有关于肿瘤骨转移及骨与软组织肿瘤的权威诊治规范和合理用药指南，且又难以做到实时更新，而国外指南又未必适合中国医疗现状和患者的实际状况，我们迫切需要制订和推广符合我国国情的合理用药指南，突出权威性、时效性、实用性，强调科学性、专业性、规范性，以满足我国各地域、各层次、各专业临床医师的需要。

　　本指南分为三个部分，分别为恶性肿瘤骨转移、原发性骨肿瘤、软组织肿瘤的合理用药，其中第一部分又细分为恶性肿瘤骨转移总论，以及乳腺癌骨转移、前列腺癌骨转移、肺癌骨转移及多发性骨髓瘤的合理用药指南。合理用药指南详细阐述了发病情况、病因、诊断、肿瘤分期、病理分型和分级、治疗原则、主要的治疗方法，重点在于规范肿瘤的药物治疗，对抗肿瘤药物在术前新辅助、术后辅助、晚期肿瘤姑息治疗等方面都明确了治疗指征，并推荐了具体药物和治疗方案，对临床实践具有非常强的指导作用。

本指南的问世,离不开国家卫生计生委合理用药专家委员会的辛勤工作和不懈努力,从发起倡议、论证立项、组织专家团队撰写直到完成指南、出版发行无不兢兢业业、一丝不苟、力争完美,从而保证了指南编写的速度与质量。由文可见,各章节的撰写及审稿均由国内相关专业的权威专家完成。感谢大家从繁忙的医学教研和管理工作中积攒点滴宝贵时间,认真查阅文献,撰写和修改相关章节,为指南的出版贡献出各自宝贵的学识和经验。

最后,希望本指南能够不断推陈出新,始终走在学术前沿,贴近临床一线,为全国广大从事肿瘤骨转移及骨与软组织肿瘤临床工作的医师提供专业化、规范化的用药指导与帮助,切实改变我国临床抗肿瘤药物使用不够合理、不够规范的现状。由于相关章节可查验的资料有限,本指南不可能完美无缺,可能存在较多不足之处,希望广大读者结合各自的临床实践多提宝贵意见,以利于今后再版时完善和提高。

姚阳

2019 年 5 月

目　录

第一章　恶性肿瘤骨转移总论……………… 1

第一节　恶性肿瘤骨转移概述……………… 1
第二节　恶性肿瘤骨转移的诊断…………… 3
一、检查方法……………………………… 3
二、影像学诊断要点……………………… 8
第三节　恶性肿瘤骨转移的治疗…………… 8
一、对症支持治疗………………………… 10
二、镇痛药物治疗………………………… 11
三、双膦酸盐类药物治疗………………… 24
四、放射治疗……………………………… 29
五、外科治疗……………………………… 34
六、其他…………………………………… 40
第四节　恶性肿瘤骨转移相关的高钙血症的
　　　　诊断和治疗……………………… 42
一、诊断…………………………………… 42
二、治疗…………………………………… 44
第五节　恶性肿瘤治疗相关的骨质丢失 /
　　　　骨质疏松症的诊断和治疗……… 45
一、诊断…………………………………… 46
二、预防与治疗…………………………… 52

第二章　乳腺癌骨转移·······················63

　第一节　乳腺癌骨转移概述·················63
　第二节　乳腺癌骨转移的临床表现··········64
　第三节　乳腺癌骨转移的诊断···············64
　第四节　乳腺癌及乳腺癌骨转移的治疗········66
　　一、治疗原则和目标······················66
　　二、治疗手段···························67
　　三、具体治疗措施·······················67

第三章　前列腺癌骨转移·····················80

　第一节　前列腺癌骨转移概述···············80
　第二节　前列腺癌骨转移的临床表现··········82
　第三节　前列腺癌骨转移的诊断·············83
　第四节　前列腺癌及前列腺癌骨转移的
　　　　　治疗·····························86
　　一、前列腺癌的全身治疗·················86
　　二、前列腺癌骨转移的治疗···············98

第四章　肺癌骨转移·······················110

　第一节　肺癌骨转移的流行病学············110
　　一、肺癌的发病率与死亡率···············110
　　二、肺癌骨转移的发生率·················110
　　三、肺癌骨转移的发生部位···············111

四、肺癌骨转移预测因子及预后………… 111

第二节　肺癌骨转移引起的骨相关

　　　　事件……………………………… 111

一、肺癌骨转移 SREs 发生率…………… 111

二、肺癌骨转移 SREs 预测因素及

　　预后………………………………… 112

第三节　肺癌骨转移的诊断…………… 112

第四节　肺癌骨转移的治疗…………… 113

一、治疗目标…………………………… 113

二、治疗原则…………………………… 113

三、内科治疗…………………………… 114

四、放射治疗…………………………… 121

五、手术治疗…………………………… 122

第五章　多发性骨髓瘤…………… 128

第一节　概述及治疗目标……………… 128

一、流行病学…………………………… 128

二、诊断………………………………… 128

三、治疗目标…………………………… 131

四、预后因素…………………………… 133

第二节　初次治疗……………………… 134

一、一般措施…………………………… 134

二、针对新诊断的多发性骨髓瘤的全身

　　治疗………………………………… 135

三、治疗方案…………………………… 136

四、复发及难治性多发性骨髓瘤的
治疗·······················144

五、大剂量化疗及骨髓或外周血干细胞
移植·······················145

六、治疗持续时间及维持治疗的作用······145

七、放疗和／或手术的作用···········146

第三节 疾病及治疗的并发症·········147

一、高钙血症·················147

二、感染···················148

三、高黏滞综合征···············148

四、肾衰竭··················148

五、骨折···················149

六、贫血···················149

七、凝血／血栓形成·············149

八、白血病··················150

第六章 原发性骨肿瘤··············156

第一节 发病情况··············156

第二节 好发年龄和部位···········157

第三节 诊断················158

一、临床表现·················158

二、影像学检查················160

三、病理学检查················162

第四节 病理分类和分期···········163

一、原发性骨肿瘤的病理分类········163

二、原发性骨肿瘤的分期…………… 169

第五节 治疗原则……………………… 173

第六节 恶性原发性骨肿瘤的合理用药…… 173

一、化学治疗………………………… 174

二、化疗药物及方案………………… 176

三、分子靶向治疗…………………… 181

四、免疫治疗………………………… 182

第七章 软组织肿瘤…………… 188

第一节 发病情况…………………… 188

第二节 好发部位和年龄…………… 189

第三节 诊断………………………… 190

一、物理检查………………………… 190

二、影像学检查……………………… 191

三、活检……………………………… 194

四、病理类型、病理分级、分期………… 195

第四节 治疗原则…………………… 198

第五节 软组织肿瘤的合理用药………… 200

一、化学治疗方法与目的…………… 200

二、化学治疗药物及方案…………… 203

三、分子靶向治疗…………………… 206

缩略词汇表………………………… 223

第一章

恶性肿瘤骨转移总论

第一节 恶性肿瘤骨转移概述

骨骼是晚期恶性肿瘤最常见的转移部位。随着抗癌治疗方法的不断改进,晚期癌症患者的生存时间不断延长,患者出现骨转移及骨骼并发症的风险也随之明显增加。骨转移常见于乳腺癌、肺癌、前列腺癌、胃癌、肾癌、甲状腺癌、宫颈癌等恶性肿瘤。晚期恶性肿瘤的骨转移发生率分别为乳腺癌65%~75%,前列腺癌65%~75%,鼻咽癌67%~75%(包括颅内和远处转移),肺癌30%~40%,甲状腺癌60%,黑色素瘤14%~45%,肝癌13%~41%,肾癌20%~25%,结直肠癌1%~7%,胃癌13%,头颈癌25%。多发性骨髓瘤累及骨骼所致的骨病发生率为70%~95%。

恶性肿瘤骨转移的确切发病机制尚未完全弄清。癌细胞转移至骨骼导致NF-κB受体激活蛋白(receptor activator of NF-κB,RANK)/NF-κB受体激活蛋白配体(receptor activator of NF-κB ligand,RANKL)系统的平衡破坏,被认为是恶性肿瘤骨转移引起骨破坏的主要发病机制。恶性肿瘤细胞转移到骨骼并释放可溶性介质,激活破骨细胞和成骨细胞。激活的破骨细胞释放的细胞因子又进一步促进肿瘤细胞分泌骨溶解介质,从而形成恶性循环。

恶性肿瘤骨转移常导致严重的骨疼痛和多种骨并发症,其中包括骨相关事件(skeletal-related events,SREs)。骨相关事件是指骨转移所致的病理性骨折、脊髓压迫、高钙血症、为缓解骨疼痛进行放射治疗、为预防或治疗脊髓压迫或病理性骨折而进行的骨外科手术等。需要强调的是,为缓解骨疼痛进行的放射治疗(放疗)才属于SREs,其他放疗不属于SREs。关于骨疼痛需要放疗的SREs定义如下:①非承重骨转移,伴中、重度骨痛(VAS≥4分),经中度止痛药治疗无效而接受放疗属于SREs;②承重骨转移,伴中、重度疼痛(VAS≥4分)接受放疗属于SREs;③承重骨转移无疼痛,但有明显的骨质破坏而接受放疗属于伴随治疗。

不同肿瘤发生SREs的种类的构成比不同。有国家报道,乳腺癌的SREs主要是病理性骨折和骨放疗,在肺癌和前列腺癌的SREs中,骨放疗占第1位,其次是病理性骨折;在中国,乳腺癌和肺癌的SREs主要是放疗,脊髓压迫高于其他国家数据。与没有骨转移的患者相比,乳腺癌骨转移不合并SREs的死亡风险增加3.9倍,合并SREs的死亡风险增加5.2倍;前列腺癌骨转移患者中,这2个数据分别为5.6和9.2倍,SREs对骨转移患者的生存影响是明显的。恶性肿瘤骨转移虽然都是肿瘤疾病晚期,预后差,但是合理治疗对患者仍然有积极意义。止痛药治疗、双膦酸盐类药物治疗、放射治疗、手术治疗等方法均在骨转移治疗中起重要作用,控制恶性肿瘤骨转移病变常需要接受多种方法综合治疗。因此,深入认识恶性肿瘤骨转移病变,综合治疗骨转移病变,可减少骨转移并发症,延缓或避免 SREs 的发生,是改善骨转移患者生活质量的重要策略。本指南旨在制定恶性肿瘤骨转移及骨与软组织肿瘤的合理用药规范,使得恶性肿瘤骨转移及骨与软组织肿瘤的诊断和治疗安全、严谨、有效、经济,为广大基层医务工作者提供一本具有可操作性、可延伸性,并与国际接轨的合理用药指南,从而避免骨转移不良事件的发生,延长患者的生存时间,并提高患者的生存率。

第二节　恶性肿瘤骨转移的诊断

确诊为恶性肿瘤的患者,一旦出现骨疼痛、病理性骨折、碱性磷酸酶升高、脊髓压迫或脊神经根压迫,或高钙血症相关症状等临床表现,应进一步检查排除骨转移病变。对于某些发生骨转移风险高的恶性肿瘤(如乳腺癌、肺癌、鼻咽癌、前列腺癌)患者,可考虑将排除骨转移的临床检查作为常规检查项目。骨转移的筛查及检查方法主要是影像学检查(图 1-1)。临床应用中要注意根据医院的设备和技术选择恰当的筛查方法和确诊方法。

一、检查方法

1. **骨放射性核素扫描**　骨放射性核素扫描(ECT)是恶性肿瘤骨转移的初筛诊断方法,但不作为转移性骨肿瘤的诊断依据。ECT 结合了活体生理、生化、功能和代谢信息的四维显像方式,通过放射性核素示踪剂能在病变部位选择性沉积,从而检

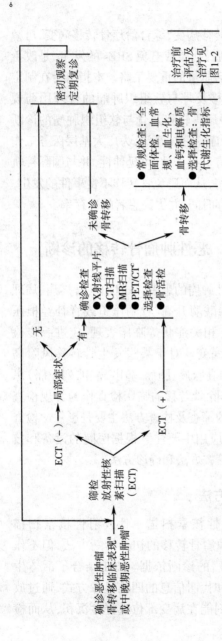

图 1-1 恶性肿瘤骨转移诊断流程表

a：骨转移的临床表现包括骨疼痛、活动障碍、病理性骨折、脊髓压迫及脊神经压迫、高钙血症等。
b：中晚期恶性肿瘤及发生骨转移风险高的恶性肿瘤。
c：由于PET/CT检查费用高，因此不推荐作为常规检查。

测出骨转移灶,弥补了 X 线平片(DR)检查的低敏感性,对于直径为 2mm 的早期病灶能及早发现,检出要比 DR、CT 早 3~6 个月;DR 和 CT 显示正常的部分也有可能没有排除掉骨转移,对于一些无临床症状的患者,也有一部分通过 ECT 检出了骨转移。但 ECT 的特异性(又称真阴性率,是实际未患病且被诊断试验判定为未患病的概率)不强,在感染、外伤、炎症等部位也可有异常表现。ECT 诊断恶性肿瘤骨转移的敏感性(又称真阳性率,是实际患者被诊断试验判定为患病的概率)为 62%~98%,假阴性率为 3%~8%;特异性为 66.7%~70%,假阳性率为 33%~40%。

2. **X 射线平片**　X 射线平片(DR)检查是检查恶性肿瘤骨转移的常规方法,可以显示骨骼局部的全貌,是骨科必需的检查方法。X 射线平片早期诊断肿瘤骨转移的敏感性低,仅为 44%~50%。当骨质破坏达 50% 以上,并且直径达 1.0~1.5cm 时,才可能形成 X 射线平片上可见的骨转移灶。X 射线平片检查用于骨转移诊断尽管敏感性低,但是由 X 射线平片检查的影像空间分辨率高、应用范围广泛、操作简便、价格低廉、辐射量比较小,因此,X 射线平片检查仍然是诊断骨转移的主要方法。

3. **计算机断层成像**　计算机断层成像(computed tomography,CT)也是确诊恶性肿瘤骨转移的方法,其诊断灵敏度高于 X 射线平片,可以更好地显示骨结构的破坏。CT 可确诊某些放射性核素骨显像检查阳性而 X 射线平片阴性患者的骨转移病灶。对于需要骨活检的病灶,在 CT 引导下的病变处穿刺活检可提高骨转移病灶穿刺活检率部位的准确性及操作的安全性。

骨转移性肿瘤的 CT 表现主要包括以下几点:骨质的溶蚀性、混合性与成骨性被破坏,骨破坏区存在软组织状肿瘤组织,周围组织结构遭到入侵,其中溶蚀性骨破坏占转移性肿瘤的绝大多数,成骨性与混合性所占的比例较为接近。通过调整 CT 的窗宽、窗位,对显示肿瘤骨质改变和软组织异常等方面有很好的敏感性和特异性。

4. 磁共振成像　磁共振成像(MRI)是目前诊断骨转移敏感性和特异性均较高的方法。MRI 诊断骨转移的敏感性为 82%~100%,特异性为 73%~100%。MRI 具有软组织密度分辨率最高,多方位、多参数成像等优势,因此,MRI 对于显示骨髓腔内的早期转移灶具有特殊优势,还能准确显示骨转移侵犯部位、范围及周围软组织受累情况。但 MRI 对钙化、细小骨化及骨皮质等的显示不如 X 射线检查和 CT 检查,难以对以病理性钙化为特征的病变作出诊断,且价格较为昂贵。

5. PET/CT 扫描　PET/CT 扫描是正电子发射断层显像(positron emission tomography,PET)与 CT 相结合的影像学新技术,是功能成像与静态成像的完好结合,一次检查既可获得 PET 图像,又可获得 CT 图像。PET 通过检测局部葡萄糖代谢活性变化而发现肿瘤病灶,因此,PET/CT 能较灵敏地显示骨髓微转移灶,早期诊断骨转移病变。PET/CT 扫描可以同时检查全身器官、淋巴结以及软组织,以全面评估肿瘤病变范围。PET/CT 诊断的敏感性为

62%~100%,特异性为96%~100%。当患者以骨转移灶症状为首发原因就诊时,PET/CT是查找原发灶的最简便的方法。PET/CT扫描诊断骨转移及全面评估肿瘤病情有特殊优势,但由于检查费用昂贵,因此,不推荐作为常规检查方法。

6. 骨活检　病理学是诊断肿瘤骨转移的金标准,但不是所有的肿瘤骨转移患者均需要骨活检。明确的癌症诊断合并影像学典型的多发骨破坏,或同时伴有其他脏器的转移病灶,肿瘤骨转移的诊断就可以确定。癌症患者合并单一骨病灶、原发病灶不便或不能取材确定病理类型及骨病灶的性质确定对分期及治疗有确定性意义时,应对骨病灶行骨活检。为确保取材部位的正确性,肢体活检应在影像增强仪下进行;躯干、脊柱椎体、腰骶部病变应在CT引导下进行。骨活检过程中需注意避免造成病理性骨折。

7. 骨代谢生化指标　骨代谢生化指标是近年探索用于骨转移诊断及病情监测的新方法。反映溶骨性的骨代谢生化指标包括Ⅰ型胶原碳端肽(ICTP)、Ⅰ型胶原氨基末端交联肽(NTX)、Ⅰ型胶原α_1肽链碳端肽(CTX)、骨唾液酸糖蛋白(BSP)等;反映成骨性的骨代谢生化指标包括骨特异性碱性磷酸酶(BALP)、总碱性磷酸酶(ALP)、Ⅰ型前胶原氮端前肽(PINP)等。研究显示,尿NTX等骨代谢标志物对骨转移诊断及病情监测有一定的应用前景,但是目前该类指标尚不能作为骨转移诊断的可靠方法。

二、影像学诊断要点

ECT 是初步诊断骨转移的筛查方法,进一步确诊尚需根据情况选择 X 射线平片或 MRI 或 CT 等方法检查,必要时还可考虑骨活检。由于 PET/CT 价格昂贵,因此不推荐作为常规检查。

第三节　恶性肿瘤骨转移的治疗

恶性肿瘤骨转移的治疗目标包括:①缓解疼痛,恢复功能,提高生活质量;②预防或延缓骨相关事件(SREs)的发生,是否将控制肿瘤进展、延长生存期作为治疗目标需视病情而定。恶性肿瘤骨转移治疗的总体策略是采用以缓解症状、改善生活质量为主要目标的姑息性治疗(证据级别:Ⅰ;推荐级别:A)。对于预期抗肿瘤治疗有效的患者,应根据病情进行合理的抗肿瘤治疗。为骨转移患者制订切实可行的治疗目标,不仅能切实有效地缓解骨转移患者的痛苦,避免发生严重的并发症,而且有利于合理利用有限的医疗资源。

治疗恶性肿瘤骨转移的基本方法包括镇痛药物治疗、双膦酸盐类药物治疗、放射治疗、化疗、内分泌及分子靶向治疗等抗肿瘤治疗。其他方法包括手术治疗、对症支持与康复治疗(图 1-2)。骨转移姑息性治疗方案制订的基本原则为明确治疗目标、个体化综合治疗、动态评估病情及调整治疗方案。

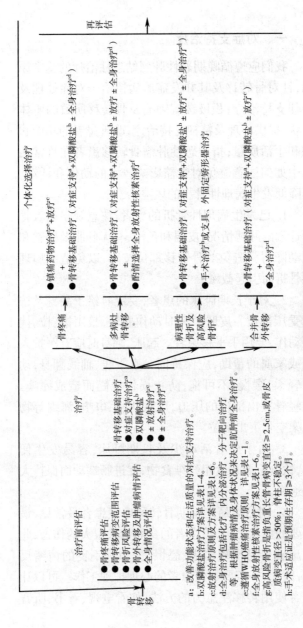

图 1-2 恶性肿瘤骨转移治疗

a: 改善功能状态和生活质量最的对症支持治疗。
b: 双膦酸盐治疗方案详见表1-4。
c: 放射治疗原则及方案详见表1-6。
d: 全身治疗包括化疗、内分泌治疗、分子靶向治疗
等，根据肿瘤病情及身体状况来决定肿瘤全身治疗，详见表1-1。
e: 遵循WHO癌痛治疗原则，详见表1-6。
f: 全身放射性核素治疗方案见表1-6。
g: 高风险骨折是指负重长管骨病变直径≥2.5cm,或single皮
质病变直径>50%；脊柱不稳定。
h: 手术适应证是预期生存期≥3个月。

一、对症支持治疗

我们应遵循晚期恶性肿瘤姑息性治疗的基本原则,针对骨转移及其并发症等病情给予对症处理及最佳支持治疗;积极缓解肿瘤及骨转移所致的躯体症状,提供心理及精神支持治疗,改善患者的功能状态和生活质量;指导恶性肿瘤骨转移患者在日常活动中如何注意避免对骨骼影响较大的动作和活动,以降低发生病理性骨折的风险。

1. 已发生病理性骨折的患者,注意观察患者骨折远端的脉搏情况、皮温和色泽,有无肿胀及感觉和运动障碍。避免对骨转移部位按摩,以免造成病理性骨折而引起截瘫。

2. 对于长期卧床的患者,要定时给予翻身及按摩受压部位。皮肤护理时动作要轻,禁用推、拉、拽等动作,要用手平移患者。起床、翻身时应有医护人员或家属的帮助,应保持同一水平线、轴线翻身,动作轻柔、缓慢,不可拖,防止损伤脊髓而造成瘫痪。减轻骨突出部位的压迫,用软枕、毛巾垫、海绵等物品架空骨突出部位。

3. 由于患者活动少及长期卧床,容易发生便秘,饮食上要多食粗纤维食物,促进肠蠕动而保持大便通畅。

4. 剧烈疼痛是晚期骨转移癌症患者最常见、最主要的症状之一,给患者的身心带来很大的伤害,此时患者容易出现焦虑、恐惧、失望等不良的情绪反应,因此,一定要加强患者的心理护理工作。可以让患者使用转移注意力的方法,如看电视、看书、听音乐等。另外,患者家属应掌握更多的关于肿瘤骨转移疼痛方面的知识,帮助患者分析原因,解释与疼痛相关的生物学、心理学问题,让患者正确地对待疼痛,在思想上有所准备。另外,还可通过暗示疗法、物理疗法等使患者解除心理压力和负担,从而使疼痛减轻。

5. 放疗照射野内的皮肤要保持局部清洁、干燥,内衣要柔软,床铺保持平整、干燥,预防放疗性皮炎及压疮的发生。

6. 在放疗及日常生活中要注意患者的安全,防止摔倒及坠床而引起骨折。对胸、腰椎转移造成躯体移动障碍的患者,应防止脊髓受压。请康复科会诊,提供必要的支具来帮助患者恢复生活自理能力,如颈、腰椎转移患者使用颈托、腰托,以帮助患者使活动尽可能不受限,同时避免脊椎压缩性病理性骨折。骨转移患者在生活中不要提拿或高举重物,也不要突然转头、弯腰,更不要做剧烈活动,穿平底防滑鞋,行走轻慢,不要奔跑。患者翻身、起床、坐、立、行走都需要注意,防止骨折部位过度负重,防止用力不当,防止突然扭转身体等动作,以减少因活动不当所致的转移部位发生病理性骨折的风险。对有溶骨损害的患者,应限制活动,卧床休息,帮助患者翻身时避免推、拉、拽,在同一水平线上呈轴线翻身,仅有骨质疏松而无骨质破坏,鼓励患者适当锻炼,增强活动能力,提高生活质量。

二、镇痛药物治疗

骨疼痛是骨转移患者的主要症状,持续有效地缓解骨疼痛是恶性肿瘤骨转移治疗的主要策略。缓解骨疼痛的止痛治疗方法包括使用镇痛药、放射治疗、使用双膦酸盐、抗癌治疗等。尽管缓解骨疼痛的治疗方法多种多样，但是镇痛药治疗在骨疼痛的治疗中具有不可取代的作用。镇痛药治疗是骨转移疼痛治疗的关键及基础性治疗用药。

骨转移疼痛的镇痛药治疗应遵循 WHO 癌症疼痛治疗的基本原则（证据级别：Ⅰ；推荐级别：A），针对患者的疼痛程度选择不同"阶梯"的镇痛药物。WHO 癌症三阶梯止痛治疗的 5 项基本原则为口服及无创途径给药，按阶梯给药，按时给药，个体化给药，注意具体细节。常用的镇痛药物包括非甾体抗炎药、阿片类镇痛药及辅助用药三大类。非甾体抗炎药及阿片类镇痛药是缓解骨转移疼痛的主要药物，辅助用药适于与非甾体抗炎药和/或阿片类镇痛药联合应用，用于进一步增强缓解神经病理性疼痛等特殊类型疼痛的功效。

（1）轻度疼痛：选择非甾体抗炎药（包括 COX-2 抑制剂），或选择含有阿片类镇痛药的非甾体抗炎药复方制剂。酌情联合应用辅助药物。每次处置前再次全面评估。

（2）中度疼痛：选择阿片类镇痛药，如可待因、双氢可待因，同时给予非甾体抗炎药，或阿片及非甾体抗炎药复方制剂。当非甾体抗炎药的用药剂量超过或接近限制剂量时，建议只增加阿片类镇痛药的用药剂量。酌情联合应用辅助药物。具体如下：

口服阿片类药物：吗啡 15mg，口服，每 4 小时 1 次，按需或按时给药。羟考酮 5mg，口服，每 4 小时 1

次,按需或按时给药;氢吗啡酮 2mg,口服,每 4 小时
1 次,按需或按时给药。

辅助药物:非甾体抗炎药、抗抑郁药、抗癫痫
药物。

每隔 24~48 小时后再次评估。

(3)重度疼痛:选择强阿片类镇痛药,如吗啡即
释片、吗啡缓释片或羟考酮缓释片、芬太尼透皮贴
剂。同时给予非甾体抗炎药,或阿片及非甾体抗炎
药复方制剂。根据病情将阿片类镇痛药的剂量调整
至最佳的止痛安全用药剂量。酌情联合应用辅助药
物。具体如下:

口服阿片类药物:吗啡 20mg,口服,每 4 小时 1
次,按需给药(未用过阿片类药物者);增加当前使用
剂量的 30%[缓释及即释(解救)阿片类药物];给予
吗啡、氢吗啡酮或者羟考酮的解救剂量;考虑静脉给
予阿片类药物的滴定剂量(患者自控镇痛方式也可
用于剂量滴定)。

根据疼痛情况进行适时评估。

需注意所有接受阿片类药物治疗的患者在治疗
开始时,应该:①通便处理(如口服番泻叶 1 片,每日
2 次);②止吐治疗(如甲氧氯普胺 10mg,餐前 30 分
钟或睡前给药);③针对疼痛的健康教育宣传;④必
要时给予心理支持。

1. 阿片类药物

(1)阿片类药物的作用机制与药物选择:中、重
度疼痛可选择口服吗啡即释剂和缓释剂。对于没有
接受阿片类药物治疗的患者,吗啡即释剂首次口服
用药的剂量规定为 15~30mg,每 4 小时 1 次。对于

接受其他阿片类药物治疗的患者（通常是可待因及羟考酮），改用吗啡时，计算不同止痛药物的等效剂量很重要（表1-1）。对于起始用药剂量不足的患者，需及时进行剂量滴定，增加用药剂量，尤其在处理重度疼痛患者时。

表 1-1   阿片类药物的等效剂量换算

药物	等效换算剂量	
	口服给药	胃肠外给药
吗啡	30mg，每 3~4 小时 [a]	10mg，每 3~4 小时
氢吗啡酮	4~8mg，每 3~4 小时	1.5mg，每 3~4 小时
可待因 [b]	130mg，每 3~4 小时	
氢可酮 [b]	30mg，每 3~4 小时	
羟考酮 [b]	20mg，每 3~4 小时	
芬太尼透皮贴剂	25μg/h（等效 8~22μg/24h 注射硫酸吗啡的剂量或 60mg/d 口服硫酸吗啡缓释剂量）	

注：a. 口服缓释止痛药物作用持续 8~12 小时；b. 可待因、右丙氧芬、氢可酮及羟考酮常与阿司匹林或对乙酰氨基酚作为复方制剂使用。

如果患者在用止痛药物后仍有轻至中度疼痛，同时未出现过度镇静或昏睡，可滴定增加用药剂量，在初始给药 2 小时后，以原用药剂量的 25%~50% 追加用药。但如果仍然有中度疼痛，则以原用药剂量的 50%~100% 追加用药，即用药量为初始用药量的 150%~200%。药物达稳定作用状态需要一定的时间，因此当患者出现嗜睡或昏睡时，应适当减少滴定药物剂量。无论患者的用药剂量如何（即使患者已增加用药剂量),只要用药时间间隔已经超过药物从胃吸收的时间,就可以追加药物剂量。另一种滴定剂量的方式比较简单,即下一次用药剂量增加50%,但用药间隔时间不变(一般每4小时1次)。每当用药剂量较高时(如吗啡100mg,每4小时1次),临床医师滴定增加患者的用药剂量可能不是用恰当的剂量以达到缓解疼痛的目的,而是以低剂量水平滴定增加剂量,如以原用药的20%~30%的幅度(20~30mg)追加剂量治疗。

当使用短效吗啡达到有效的止痛作用时,可以计算24小时所需的用药剂量,改用长效制剂。同时需要备用短效吗啡制剂,有助于必要时处理患者的暴发痛。暴发痛(breakthrough pain,BTP)是指在用阿片类药物治疗的患者稳定的疼痛形式的基础上出现的疼痛短暂剧烈发作。暴发痛是由于药物剂量作用结束后的间歇期的血浆阿片类药物浓度降低,导致了疼痛程度的增加。用于治疗突发性疼痛的短效吗啡的分次剂量为长效吗啡24小时用药总量的5%~17%,24小时内发生暴发痛的次数控制在2~3次以内。如果需要更高剂量的药物,或每24小时内仍发生3次以上的暴发痛,常提示应该增加长效阿片类药物的用药剂量,或考虑其他辅助药物或干预性措施来治疗疼痛。

(2)阿片类药物的不良反应处理:阿片受体激动剂的止痛作用与不良反应不尽相同,部分患者需要较高剂量的阿片受体激动剂才能达到理想的止痛治疗效果,而用药剂量越高,出现不良反应的概率就越高,如恶心、呕吐或镇静。因而,当患者用某一种阿片受体激动剂（如吗啡）出现严重毒性反应时，或长期用药、高剂量用药或肾功能不全的患者，可能出现阿片受体激动剂活性代谢产物蓄积的问题，更换阿片类药物的种类可能使这些患者获益。

1）过度镇静：大多发生在阿片类药物治疗的初期，或明显增加用药剂量后。多数患者对过度镇静症状迅速产生耐受，该不良反应多在 3~5 天消失，止痛作用却仍然保持。癌症疼痛患者如果在接受恒定用药剂量的阿片类药物治疗时发生过度镇静症状，应该怀疑是否出现阿片类活性代谢产物蓄积的问题，如吗啡-6-葡萄糖醛酸苷。这种情况常发生于接受高剂量阿片类药物或肾功能不全的患者。由于许多晚期患者病情严重，如高钙血症等代谢异常或其他一些伴随疾病也可导致镇静，因此，鉴别非阿片类药物原因十分重要。治疗阿片类药物所致的过度镇静不良反应，可以改用其他阿片类药物（不同种类的阿片类药物出现过度镇静反应的发生率不一样），或合用其他精神刺激剂，如哌甲酯或莫达非尼。

2）恶心、呕吐：症状大多发生于用药初期或增加用药剂量时。与过度镇静类似，接受阿片类药物治疗的癌症患者出现恶心等症状可能是多种因素所致，如严重便秘、肿瘤引起的衰竭、胃炎、颅内压升高、阿片类代谢产物蓄积等。在开始治疗的第 1 天同时有规律地预防性使用止吐药，大多数患者的恶心、呕吐症状会消失。消化道动力药物（如甲氧氯普胺 10mg，口服，一日 1 次）可以有效地控制恶心、呕吐症状。地塞米松（2~4mg，口服，一日 1 次）也具有与甲氧氯普胺类似的止吐效果，但是连续用药 1~2

周或更长时间可能出现严重不良反应。还有一种合理选择是考虑低剂量的氟哌啶醇,它的抗多巴胺作用对于阿片类药物导致的恶心症状可以起到关键作用。

3) 便秘:是阿片类药物最常见的不良反应。由于阿片类药物作用于胃肠道和脊髓,导致肠分泌减少及肠蠕动减慢而引发便秘。虽然机体对阿片类药物的过度镇静和恶心等反应可迅速产生耐受性,但是对阿片类药物的平滑肌作用产生耐受性却非常缓慢。因此,慢性疼痛使用阿片类药物时,便秘症状会持续存在。一旦开始用阿片类药物治疗,就应该给予抗便秘治疗,保持规律排便,需刺激肠蠕动及软化粪便,以防止便秘的不良反应。甲基纳曲酮是选择性外周胃肠道阿片受体拮抗剂,是纳曲酮的第四代衍生物,已被批准用于治疗阿片类药物引起的便秘,它不会影响阿片类药物的止痛效果,也不会引起戒断症状。

4) 呼吸抑制:是阿片类药物最严重的不良反应,严重时可以导致窒息。阿片类药物过量导致死亡几乎都是由于呼吸抑制。吗啡样激动剂在吗啡等效剂量下也会产生同样的呼吸抑制。呼吸抑制常发生于初次使用阿片类药物且快速给药的患者,常伴有中枢神经系统抑制的其他症状,包括过度镇静和意识模糊。反复使用阿片类药物后,患者可以对药物迅速耐受。因此,慢性疼痛使用阿片类镇痛药治疗不会出现明显的呼吸抑制的危险。一旦发生呼吸抑制,可以使用阿片类药物的特异性拮抗剂纳洛酮治疗,纳洛酮以 1∶10 的稀释剂量用药,仔细滴定用量,防止在纠正呼吸抑制的同时出现戒断综合征。长效止痛药物,如美沙酮、芬太尼透皮贴剂或吗啡缓释剂可能引起呼吸抑制的危险性增加。呼吸抑制的危险因素包括阿片类药物的活性代谢产物蓄积,同时合用其他抑制剂如苯二氮䓬类药物或乙醇。初步证据还表明,有阻塞性睡眠呼吸暂停综合征病史的患者合并呼吸道并发症的风险会增加。虽然呼吸抑制是阿片类镇痛药最严重的不良反应,但是癌性疼痛患者长期使用阿片类药物罕见发生呼吸抑制。

5)过敏反应:过敏反应在阿片类药物使用中较少发生,不过患者常描述对多种阿片类药物过敏。这些反应其实常是患者或医师将恶心、过度镇静、呕吐、多汗等阿片类药物的不良反应误认为是过敏反应。在绝大多数情况下,与患者进行简单的交谈,就可以弄清这些是阿片类药物的过敏反应还是药物的不良反应。

6)尿潴留:尿潴留是由阿片类药物改变膀胱平滑肌张力,使括约肌张力增加而引起的,常发生于老年患者。对于这一暂时性的不良反应,可能有必要导尿治疗。尿潴留的不良反应很快会发生耐受,不影响止痛治疗。

7)其他新的不良反应:随着癌性疼痛评估与治疗方面的宣传教育工作的加强,癌痛患者接受阿片类药物的用药剂量较前增加,用药持续时间也延长。某些不良反应与积极使用阿片类药物有关,这些不良反应只有在晚期癌症患者接受高剂量阿片类药物时才可能发生,如认知障碍、对中枢神经系统的其他影响(幻觉、肌阵挛、癫痫大发作,甚至痛觉过敏症状)、肺水肿。给予苯丙胺衍生物如哌甲酯,可逆转某些认知功能障碍。对于接受高剂量阿片类药物治疗的患者,使用简单智力状态检查(MMSE)量表进行检查是有效的。低剂量氟哌啶醇 0.5~2mg,每日 2 次可改善幻觉症状。肌阵挛可用氯硝西泮治疗,初始用量氯硝西泮 0.5mg,口服,每日 2 次,然后每 3 日滴定 1 次剂量,日最高用量 20mg。

2. 非甾体抗炎药

(1)非甾体抗炎药(NSAIDs)的作用机制与药物选择:大部分非阿片类镇痛药都是 NSAIDs,其抗炎效果也是其止痛机制的关键所在。肿瘤生长对周围组织会产生炎性效应及机械性压迫效果,导致周围组织释放前列腺素、血管缓激肽及血清素等,这些细胞因子参与并放大周围组织的疼痛反应。前列腺素与骨转移疼痛相关,可能是因为前列腺素参与了骨的再吸收过程。NSAIDs 通过阻断前列腺素的合成而发挥止痛、退热、抗炎作用。NSAIDs 单药用于癌性疼痛的止痛治疗具有天花板效应,达到最大效应之后,提高剂量并不能增加止痛效果。表 1-2 给出了常用的几种 NSAIDs 的初始剂量及安全剂量范围。

(2)非甾体抗炎药的不良反应:NSAIDs 具有很多潜在的严重不良反应,如胃炎、消化道出血、血小板功能受抑制而导致的出血、肾衰竭、心脏毒性等。这些不良反应的发生与 NSAIDs 抑制前列腺素合成有关。

表 1-2　常用的几种 NSAIDs 的初始剂量及安全剂量范围

药物	起始剂量/mg	给药频度	剂量范围
阿司匹林	650	每 4~6 小时	≤1 300mg，每 6 小时
三水杨酸胆碱镁	500	每 6 小时	≤1 000mg，每 6 小时
布洛芬	400	每 4~6 小时	≤2 400mg，每天
萘普生	250	每 8~12 小时	≤1 250mg，每天
双氯芬酸	25	每 6 小时	≤150mg，每天
吡罗昔康	10	每 12~24 小时	≤20mg，每天
塞来昔布	100	每 24 小时	≤400mg，每天

　　胃肠道并发症包括胃痛、恶心、呕吐、出血，严重情况还可能出现穿孔。抑制前列腺素合成是发生胃肠道并发症的主要机制。环氧化酶(COX)-2抑制剂(如塞来昔布及其他一些类似药物)可以选择性地抑制炎症组织表达 COX-2，对通常由胃及肾表达的 COX-1 无太大影响，胃肠道毒性与其他非甾体类药物相比降低 50%，因此，COX-2 抑制剂被广泛用于临床，但同时需注意其心脏毒性，根据患者的用药情况及风险-获益比来讨论心脏毒性是必要的。

　　NSAIDs 最常见的中毒性肾损伤表现是肾衰竭，肾衰竭的发生主要与前列腺素合成受抑及随后产生的血管扩张有关。肾功能受损时，阿片类药物的活性代谢产物清除减缓，容易导致患者出现嗜睡、精神错乱、幻觉以及全身肌阵挛，因而对合用阿片类药物和 NSAIDs 的患者需要检测肾功能。

阿司匹林、苯丙酸及保泰松的使用可以导致肝功能受损，而双氯芬酸、布洛芬、吲哚美辛、萘普生、吡洛芬及舒林酸的肝功能受损较少见。舒林酸可能导致胆汁淤积的发生率升高。

使用 NSAIDs 时可以出现表现各异的皮肤过敏反应，如红斑、皮疹及皮肤瘙痒，也可表现为血管顺应性增加如血管神经性水肿、血管收缩异常等，部分患者出现呼吸系统的过敏反应如鼻炎、哮喘等。值得指出的是，阿司匹林可引起非常严重的过敏反应危象，这是一种综合征，其临床表现为呼吸困难、突发的无力、大汗、虚脱等。

NSAIDs 的血液系统不良反应包括血小板功能下降、红细胞发育不良性贫血、粒细胞缺乏等。阿司匹林的类似物三水杨酸胆碱镁的胃肠道毒性相对较低，且较少导致血小板功能障碍。

3. 辅助类药物　虽然在合理用药的情况下，阿片类镇痛药能控制大多数患者的疼痛，但是治疗也可能产生一些新的症状，或加重某些症状，尤其是恶心和嗜睡。可作为辅助性药物的标准如下：增加阿片类镇痛药的止痛作用（辅助止痛药）；减少阿片类药物的毒性反应；改善终末期癌症患者的其他症状。

（1）对乙酰氨基酚：对乙酰氨基酚是一种外周性镇痛药，不抑制外周前列腺素的合成，因此，它不具有抗炎作用及相关的其他 NSAIDs 的不良反应。对乙酰氨基酚可与阿片类药物安全合用，并有证据表明，加入对乙酰氨基酚可以明显改善止痛效果。

肝毒性仍然是主要的不良反应,尤其是在使用复合制剂时应认识到这一点。美国 FDA 限制对乙酰氨基酚每单剂量处方中的含量不超过 325mg,患者使用对乙酰氨基酚的剂量不超过 4g/d。

(2)抗抑郁药物:三环类抗抑郁药被证实对很多病理性疼痛有效,尤其是感觉异常性疼痛或以灼痛为特征的神经病理性疼痛。阿米替林和地昔帕明能有效治疗疱疹后神经痛、糖尿病神经病理性疼痛及其他一些神经病理性疼痛。阿米替林或丙米嗪治疗应从小剂量(25mg,睡前服)开始;如果不出现过度镇静症状及令人不舒服的抗胆碱能不良反应,可以每隔 3 天逐渐增加用药剂量:最高日剂量为150mg。

三环类抗抑郁药的不良反应主要是自主神经系统症状(如口干、直立性低血压)和中枢系统症状(如嗜睡、精神错乱)。该药的治疗剂量也可引起心血管不良反应,包括心率加快、P-R 间期延长、心室内传导阻滞、Q-T 间期延长及 T 波低平。由于这些症状主要发生于衰竭患者,因此,全身情况衰竭的患者慎用抗抑郁药。

度洛西汀是 5-羟色胺/去甲肾上腺素再摄取抑制剂,已被批准用于治疗糖尿病神经病理性疼痛,用药剂量为 60mg,每日 1 次。治疗成人抑郁症时,需要密切观察抑郁症状有无恶化以及有无自杀倾向等。在刚开始用药时或在治疗中改变药物剂量时,需更加密切地观察患者的情绪变化。总而言之,目前所有的临床经验及大多数专家共识均认为三环类抗抑郁药及度洛西汀可用于治疗起源于中枢性、传入神经阻滞性及神经病理性疼痛。

（3）抗惊厥药物：卡马西平、苯妥英、丙戊酸、拉莫三嗪、加巴喷丁、普瑞巴林、氯硝西泮等药物单用或与三环类抗抑郁药物联合使用，已成功用于治疗神经病理性疼痛。临床观察结果显示，主诉为枪击样痛、撕裂样疼痛、烧灼样疼痛或感觉过敏性疼痛的患者中，有 1/3~1/2 的患者使用抗惊厥药物后疼痛有改善。治疗神经病理性疼痛的有效剂量目前还不明确，也没有明确的停药指征和用药顺序。由于增加加巴喷丁的剂量时会出现很多不良反应，如嗜睡，因此，增加剂量的过程应足够缓慢，持续数周。

（4）糖皮质激素：糖皮质激素选择性地用于晚期癌症患者可以减轻疼痛，改善食欲与活动能力，不过该治疗可能只在短期内起作用。糖皮质激素改善终末期患者症状的作用机制不明，可能与前列腺素代谢而产生欣快感有关。尚未确定激素治疗的最佳用药方案。疼痛治疗时，泼尼松或地塞米松治疗的最常见口服剂量分别为 30~60mg 及 8~16mg。一旦症状改善，就应该减量至最低有效用药剂量。虽然晚期癌症患者使用激素时并不将长期不良反应作为重要的考虑内容，但是激素治疗可能出现某些不良反应，特别是免疫抑制作用、近躯体端肌肉疼痛及精神症状。精神症状的发生率为 3%~50%，严重症状的发生率为 5%。激素治疗引起功能失调的症状可表现为轻至重度情绪异常、精神异常及整体认知障碍等。

（5）可乐定：可乐定是一种 α_2 肾上腺素受体激动剂，最初被用于治疗高血压。可乐定经口服途径给药，或经硬脊膜外途径注射给药。对照研究显示，该药可有效控制癌性疼痛，尤其是神经病理性疼痛。1974年，Pualzow首先提出可乐定具有镇痛作用，后发现脊髓是 α_2 肾上腺素受体激动剂产生镇痛作用的主要部位，且椎管内注射比静脉给药效果更好。鞘内注射后疼痛缓解率比吗啡高10~20倍，且不抑制呼吸，也不阻滞感觉、运动神经。若可乐定与吗啡等麻醉性镇痛药配伍则镇痛更加完善、时效更长，临床上吗啡＋可乐定用于晚期癌症患者镇痛，镇痛效果好、时效较长。研究认为可乐定与麻醉性镇痛药可产生协同作用，同时认为可乐定的镇痛作用局限于脊髓。

三、双膦酸盐类药物治疗

双膦酸盐是内生性焦磷酸盐的同分异构体。第一代双膦酸盐以氯屈膦酸为代表；第二代是含氮的双膦酸盐，以帕米膦酸、阿仑膦酸为代表；第三代包括具有含氮杂环结构的唑来膦酸和含氮不含杂环结构的伊班膦酸（表1-3）。双膦酸盐类药物与骨有高度亲和力，并能优先被转运到骨形成或吸收加速的部位。双膦酸盐被骨骼的破骨细胞选择性吸收，并选择性地抑制破骨细胞活性，诱导破骨细胞凋亡，从而抑制骨吸收。体外和动物实验显示，双膦酸盐可能通过诱导肿瘤细胞凋亡，抑制肿瘤细胞黏附、浸润和新生血管形成等机制，产生直接与间接抗肿瘤作用。初步临床研究显示，双膦酸盐可能延长晚期肿瘤骨转移患者的无进展生存时间，内分泌治疗联合唑来膦酸用于早期乳腺癌的辅助治疗，可明显降低复发风险。双膦酸盐与化疗联合应用,可提高化疗疗效。各类双膦酸盐具体使用方法见表1-4。

表1-3 恶性肿瘤骨转移的双膦酸盐及相对作用强度

类别	双膦酸盐	相对作用强度
第一代	依替膦酸 etidronate	1
第一代	氯屈膦酸 clodronate	10
第二代	帕米膦酸 pamidronate	100
第二代	利塞膦酸 risedronate	1 000
第二代	阿仑膦酸 alendronate	10 000
第三代	伊班膦酸 ibandronate	50 000
第三代	唑来膦酸 zoledronate	100 000

表1-4 恶性肿瘤骨转移的双膦酸盐治疗方法

常用于骨转移治疗的双膦酸盐类药物的用量与用法如下:

- 氯屈膦酸(CLO)1 600mg/d,口服;或氯膦酸盐注射液300mg/d,静脉滴注,>2小时,连续5天,之后改为口服制剂
- 帕米膦酸(PAM)90mg,静脉注射 >2小时,每3~4周重复
- 唑来膦酸(ZOL)4mg,静脉注射 >15分钟,每3~4周重复
- 伊班膦酸(IBN)6mg,静脉注射 >2小时,每3~4周重复

注意:使用双膦酸盐应定期监测肾功能,建议每月1次

双膦酸盐通过抑制破骨细胞介导的骨吸收作用,减轻骨疼痛,降低发生SREs的风险。荟萃分析结果显示,双膦酸盐可以显著降低骨转移患者发生椎体骨折、非椎体骨折、复合型骨折、高钙血症等SREs的风险。双膦酸盐改善骨骼健康状况及

降低 SREs 风险的疗效可靠,长期用药安全性好,而且适于与化疗、放疗、手术、内分泌治疗等常规抗癌治疗联合应用,也可与阿片类镇痛药联合使用。因此,双膦酸盐虽然不能取代常规抗肿瘤治疗及止痛治疗,但可作为恶性肿瘤骨转移综合治疗的基础用药。

双膦酸盐是防治 SREs 的基础用药,应强调早期、长期、规律治疗(证据级别:Ⅰ;推荐级别:A)。一旦确诊恶性肿瘤骨转移,即建议开始双膦酸盐治疗。无骨痛等临床症状,但已确诊骨转移的患者,仍然建议常规使用双膦酸盐治疗。对于仅 ECT 阳性疑似骨转移的患者,不推荐常规给予双膦酸盐治疗。关于骨转移患者接受双膦酸盐治疗的持续用药时间问题,大多数临床研究中双膦酸盐治疗时间都在 6个月以上。研究结果显示,双膦酸盐持续用药的疗效肯定,而且安全。此外,由于骨转移患者始终存在发生 SREs 的风险,患者有必要持续接受预防或延缓 SREs 风险的治疗,如无用药禁忌,双膦酸盐用药时间应为 6 个月以上。新的研究结果证明,双膦酸盐使用超过 2 年仍可显著降低 SREs 风险。Clemons等的研究显示,双膦酸盐治疗期间出现骨疼痛加重或 SREs 时,继续接受唑来膦酸治疗,可减少 SREs再次发生的风险。Wyngaert 等的研究显示,与间断使用唑来膦酸的患者相比,持续规律使用双膦酸盐的患者 SREs 风险降低 58%。双膦酸盐的停药指征包括用药过程中监测到与双膦酸盐明确相关的严重不良反应;治疗过程中患者的肿瘤病情明显恶化,出现其他脏器转移并危及生命;临床医师认为继续用药患者不能获益时需要停药。一些前瞻性研究显示，尽管双膦酸盐联合外照射在止痛方面并不优于单独外照射，但是在毒性作用可接受的前提下，联合治疗也可发挥良好的止痛作用和促进骨质修复及重新骨化的作用。双膦酸盐联合单次大剂量放疗或多分割高剂量放疗均安全有效。

由于双膦酸盐类药物具有胃肠道不良反应（如恶心、消化不良、腹痛和食管疾病），胃肠道吸收率低，需空腹用足够水送服，口服 30 分钟内不宜进食和卧床，以免加重对胃肠道的刺激性；与非甾体抗炎药合用还会增加胃肠道不良反应，有急性上消化道疾病者禁用，食管狭窄或其他食物排空障碍患者、对吞咽困难或有其他肠道疾病的患者应慎用。双膦酸盐类药物静脉注射容易发生肾毒性，肾毒性的发生率为 9%~15%，特别是快速静脉注射时，可能高浓度的药物在血液中与钙螯合成化合物，最终造成严重的肾损害。建议在双膦酸盐治疗前评估肾功能，根据肌酐清除率调整药物剂量（表 1-5），给药前保持水化状态，并每月检测 1 次肾功能，对长期（2 年以上）接受双膦酸盐治疗的患者，建议每次用药前检查肾功能，具体时间间隔可以根据临床实际情况判断。双膦酸盐的肾毒性具有剂量和时间依赖性，美国临床肿瘤学会建议帕米膦酸盐静脉注射时间应大于 2 小时，以避免造成肾损害事件，缓慢注射 2~4 小时可有效避免肾损害的发生。另外，帕米膦酸盐在使用过程中应注意以巩膜炎为主的眼部不良反应（通常发生在静脉给药 6 小时或 2 天内）。据报道阿仑膦酸盐低剂量静脉注射或较大剂量口服给药,不会出现眼部不良反应。双膦酸盐还可能会引起流感样症状,如暂时性的发热(是一种急性反应,伴随血清淋巴细胞和其他血象的改变,注意观察即可)、肌肉骨骼疼痛(发生严重疼痛时,应考虑停药处理),以及治疗高钙血症时诱发的血钙过低。另外,罕见的还有帕米膦酸钠引起的脱发。双膦酸盐相关性下颌骨坏死(ONJ)是罕见的严重不良反应,相对较多发生于长期应用双膦酸盐治疗的多发性骨髓瘤患者,发病机制尚不明确,可能机制如下:①双膦酸盐对破骨细胞活性的影响可以抑制骨骼重塑;②破骨细胞活性及骨骼重塑受抑进一步影响新骨合成;③双膦酸盐还改变骨内的血液供应和血管形成。此外,颌骨坏死还与基因多态性相关(例如 CYP2C8 SNP)。但使用唑来膦酸的 ONJ 发病概率较高,且随时间延长,发病率逐渐升高。有研究表明,使用唑来膦酸1年的发病率在1%以内,而3年则达21%;而单独使用帕米膦酸盐或先用帕米膦酸盐以后再改用唑来膦酸的1年发病率为0,3年也仅为4%。报告发生该不良反应的病例大多为长期接受高活性双膦酸盐治疗(包括口服双膦酸盐),近期接受过拔牙及口腔外科手术治疗,诊断肿瘤的同时已发生骨质破坏或骨质疏松,应用激素类药物以及其他药物,高龄,吸烟、饮酒的患者。建议双膦酸盐治疗前(3个月内),进行常规口腔检查及预先处理口腔疾病;双膦酸盐治疗期间应保持口腔清洁,定期检查口腔及慎行创伤性口腔科治疗。

表 1-5　根据内生肌酐清除率调整双膦酸盐的剂量

肌酐清除率 /（ml/min）	CLO 推荐剂量（1 600mg）
>80	100%
50~80	75%
12~50	50%~75%
<12	50% 或停药

肌酐清除率 /（ml/min）	ZOL 推荐剂量 /mg
>60	4.0
50~60	3.5
40~49	3.3
30~39	3.0
<30	不推荐

肌酐清除率 /（ml/min）	PAM 推荐输注时间（90mg）
>60	2~4 小时
30~60	>4 小时
<30	不推荐

注：对于轻、中度肾功能不全患者（CrCl 为 30~60ml/min），CLO 或 ZOL 不应减量。推荐不改变 ZOL 的输注时间（>15 分钟），而 PAM 治疗时应延长输注时间（>4 小时）。

CLO：氯屈膦酸，ZOL：唑来膦酸，PAM：帕米膦酸。

目前双膦酸盐在恶性肿瘤骨转移的应用证据为 Ⅰ；推荐级别为 A。但是有些临床上长期、广泛使用的双膦酸盐，目前尚缺乏大型临床研究证据的支持；而且，也并非所有的恶性肿瘤骨转移均存在相应双膦酸盐治疗的使用证据，目前尚存在争议。

四、放射治疗

放射治疗是骨转移疼痛最有效的治疗方法。放射治疗用于恶性肿瘤骨转移治疗的主要作用包括缓解骨疼痛、降低病理性骨折的发生率、减缓照射区病灶进展。放射治疗缓解骨痛的有效率为59%~88%。值得注意的是,放疗缓解骨痛需要一定的时间才能显效,因此,对于放疗显效前(约3个月内)的患者及放疗不能完全控制疼痛的患者,仍然需根据患者的疼痛程度使用止痛药。放射治疗方法包括体外照射、立体定向放射治疗、放射性核素治疗(证据级别:Ⅰ;推荐级别:A)。

1. **体外照射** 针对骨转移局部病灶的体外照射是骨转移姑息性放疗的首选放疗方法。其主要适应证包括:①有骨疼痛等症状的骨转移灶,用于缓解疼痛及恢复功能;②选择性地用于负重部位骨转移的预防性放疗,如脊柱或股骨转移。

多项随机对照临床研究及荟萃分析结果显示,3种不同分割剂量照射方法(见表1-6)缓解骨疼痛的疗效及耐受性无显著性差异。Chow等系统分析了16项临床试验5 000例骨转移患者放疗的随机对照临床试验结果,发现单次照射与分次照射的总有效率和疼痛完全缓解率均无显著性差异。但是,单次照射组治疗后,需要再次放疗的可能性显著高于分次照射组。对于骨转移溶骨性病灶的放射治疗,分次照射方法显示了更好的再矿化作用。对于预期生存时间较长、病情较轻的患者,采用常规分割,每次DT 2.0~3.0Gy;对于病情较重、生存时间较短的患者,以及行动困难、疼痛剧烈的患者,采用大分割照射。对大多数无并发症和初治的非椎体骨转移瘤患者而言,单次大剂量放疗是强烈推荐的方案。对于伴有疼痛症状的椎体和相邻重要脏器的骨转移瘤,单次大剂量放疗优于多次分割放疗。不过,单次大剂量照射可能导致治疗区域骨骼一过性的疼痛加剧(闪烁现象),非甾体抗炎药可以缓解该症状。若存在下述因素,则尽量避免行单次大剂量放疗:①患者行再次放疗有困难;②患者椎体在放射治疗前曾予以其他治疗;③有椎体压缩、马尾神经压缩或神经根疼痛的患者接受单次 8Gy 放疗的止痛效果尚不如 20Gy/5f 放疗。对于椎体的复发病灶,采取体外照射(EBRT)再程放疗仍可缓解疼痛症状,骨痛缓解率为 44%~87%。另外,骨转移瘤患者体外照射的需求并不随着其他治疗手段的增加而减少,例如,外科治疗、核素治疗、双膦酸盐治疗和椎体后凸成形术。对于放疗剂量、分割方式、治疗时间等放疗方案的选择,建议根据患者的实际病情、肿瘤的原发器官、病变部位、技术条件等综合考虑,选择最佳的放射治疗方案,避免治疗不足或治疗过度。采用适形放疗及强调放疗的新技术治疗骨转移,有利于避免放射损伤脊髓等重要器官组织,但该技术用于骨转移治疗的临床试验及成本 - 效果比研究的数据尚不足。

表 1-6　恶性肿瘤骨转移的放射治疗

骨转移姑息性放射治疗方法及选择:

1. 体外照射　局部或区域放疗,是骨转移放射治疗的常规放疗方法。

　体外照射的适应证:

(1)用于有骨疼痛症状的骨转移灶,缓解疼痛及恢复功能。

（2）选择性地用于负重部位骨转移的预防性放疗（如脊柱或股骨转移）。

体外放疗常用的剂量及分割方法（选择下列方法之一）：

- 300cGy/ 次，共 10 次
- 400cGy/ 次，共 5~6 次
- 500cGy/ 次，共 4 次
- 800cGy/ 次，共 1 次

（3）复发骨转移瘤再程放疗：既往已行单次大剂量和多次分割照射局部治疗的患者再次放疗的发生率分别为 11%~42% 和 0~24%。再次放疗的止痛效果仍良好且不良反应可耐受，但是再程放疗的最佳模式缺乏前瞻性研究，照射方式仍然可采取单次大剂量或多次分割照射。

2. 放射性核素　全身性内照射放疗，是骨转移放射治疗可供选择的放疗方法。

酌情选择性地用于有严重骨疼痛的全身广泛性骨转移患者。

注意：该治疗发生骨髓抑制的风险较高，且恢复较慢（约 12 周）

2. 立体定向放射治疗　立体定向放射治疗（stereotactic body radiation therapy，SBRT）是应用立体定位技术和特殊射线装置，将多源、多线或多野三维空间聚焦的高能射线聚焦于体内的某一靶区，使病灶组织受到高剂量照射，将周围正常组织损伤降到最低。立体定向放疗具有操作简单、治疗时间短、止痛效果明显的优点。目前常用于脑、肺、肝等实质器官原发性和转移性肿瘤的治疗，国内常用 SBRT 的设备有速锋刀、伽马刀、射波刀、TOMO 刀等。随着高能 LET 射线的临床应用，质子和重粒子也将逐步应用于临床。已有文献报道,立体定向放射用于治疗脊柱以外的骨转移病灶也能获得较普通加速器放疗更好的效果。

（1）SBRT 的优势

1）病灶内单次剂量高,等效生物剂量和疗效均优于传统分割。

2）单次治疗时间短,一次可以同时治疗多个转移病灶。

3）剂量分布与肿瘤形态一致,提高靶区照射总量。

4）放疗不良反应低,最大限度地减少对肿瘤周围正常组织的照射。

（2）SBRT 治疗骨转移的疗效

1）目前立体定向放射治疗主要用于脊柱转移瘤方面,对于治疗已经发生硬膜囊部分受压导致部分脊髓功能障碍的患者的疗效明显优于常规外照射,且不良反应（如放射性脊髓病）的发生率较低。

2）能明显改善骨转移导致的严重骨痛,尤其对普通加速器放射治疗失败的神经病理性疼痛患者能够明显改善其生活质量。

3）其疗效不受肿瘤类型的影响,即使传统意义上对放疗耐受的恶性黑色素瘤、肝癌等脊柱转移,有效率也能达到 90% 左右。

3. **放射性核素治疗** 用于恶性肿瘤骨转移放射性核素全身体内照射的放射性核素有锶（^{89}Sr）、碘（^{131}I）、钐（^{153}Sm）、磷（^{32}P）、镭（^{223}Ra）、钬-DOTMP（^{166}Ho-DOTMP）、铼-HEDP（^{186}Re-HEDP）、铑（^{185}Rh）。在这些放射性核素中,^{89}Sr 是目前临床上用于骨转移

内照射治疗最常用的放射性核素。全身放射性核素治疗骨转移的止痛作用、显效时间及止痛作用持续时间等疗效指标与体外照射相似。有研究显示,放射性药物的止痛起效时间为 2~3 周,部分缓解率为 55%~95%,完全缓解率为 5%~20%,平均止痛时间为 3~6 个月。10%~40% 的患者出现一过性的疼痛加剧和骨髓抑制,一般注射药物 8~12 周后可恢复,曾接受过大剂量化疗的患者容易发生严重的骨髓抑制。Matastron 研究组对骨转移患者接受不同方式的放射治疗的疗效进行比较。结果显示,不同方式的放疗组之间的生存率、总体疗效、疼痛缓解率等均无显著性差异,但放射性核素 ^{89}Sr 治疗组的患者较少出现新的骨转移疼痛病变。锶二氯化物(^{89}SrCl$_2$)是一种可溶性锶化合物,FDA 从 1993 年起正式批准 ^{89}SrCl$_2$ 运用于治疗骨转移瘤。钐乙二胺四亚甲基膦酸(^{153}Sm-EDTMP)对骨组织有较好的亲和性,1997 年开始被 Cytogen 公司用于治疗骨转移瘤性骨痛。镭二氯化物(^{223}RaCl$_2$)是 FDA 批准的第一个常规运用于临床的 α 放射性化疗粒子,有较强的镇痛疗效,能有效提高患者的生存预后。放射性核素治疗禁忌用于硬脑膜外的病变、骨髓抑制的骨转移患者;慎用于脊柱明显破坏或有明显的病理性骨折风险的患者。因此,放射性核素治疗适合于患者一般情况较好,多发转移但病灶小、广泛,疼痛不是十分严重的患者。

五、外科治疗

恶性肿瘤的骨转移发生率是原发性恶性骨肿瘤

的 35~40 倍,常见于脊柱、骨盆、长骨干骺端。无论肿瘤细胞直接破坏骨质,还是由于肿瘤骨转移所致的破骨细胞活性增加而骨质下降,都会出现肿瘤包块形成、骨强度下降。溶骨破坏的结果就是运动系统功能受损,出现疼痛、骨折、脊髓受压,患者的生存质量将受到极大的影响,因此,肿瘤骨转移的治疗与原发性病变的治疗一样重要。在病理性骨折前进行外科治疗,能极大地提高生活质量,使患者免受骨折之苦。同样,应该避免脊髓受压所导致的瘫痪。预防性内固定的治疗比发生病理性骨折后的治疗要简单、安全得多。发生病理性骨折后根据病理性骨折的部位、患者的身体状况采取包括外固定、内固定、椎管减压术(是通过手术解除因椎管狭窄脊髓和神经受压的方法)等积极的外科干预减轻患者痛苦,减少由于病理性骨折带来的并发症。四肢长骨转移瘤手术的目的是防止病理性骨折发生或恢复病理性骨折的连续性;脊柱转移瘤外科治疗的目的主要是减轻疼痛,恢复肢体功能,保持或恢复脊柱的稳定性,维持或恢复脊髓和神经根的功能,尽可能多地保留正常的运动节段,提高患者的生活质量。

1. 四肢长骨转移瘤外科治疗的六大手术指征

(1) 患者的一般情况好,预期生存时间 >12 周。

(2) 手术治疗可以使患者获益(改善生存质量、早期活动或便于护理)。

(3) 孤立转移灶,原发灶已彻底切除或可治愈。

(4) 发生降低患者生活质量的病理性骨折,从事日常活动时发生病理性骨折的风险(见表 1-7)很大,例如 Mirels 评分 >9 分(见表 1-8),X 射线平片显示 50% 的骨皮质被破坏,病变直径 >2.5cm,股骨小粗隆存在破坏,上肢病变骨折的概率低于下肢,预防性固定指征应更为严格)。

表 1-7 Mirels 长骨病理性骨折的风险评估方法

分值	解剖部位	性质	大小	疼痛
1	上肢	成骨性	<1/3 的骨干直径	轻度
2	下肢(非小粗隆部位)	混合性	1/3~2/3 的骨干直径	中度
3	小粗隆部位	溶骨性	>2/3 的骨干直径	功能性

表 1-8 Mirels 长骨病理性骨折的处理建议

病理性骨折风险	Mirels 评分	Mirels 治疗建议
有潜在风险	≥9	预防性固定
临界	8	考虑固定
无潜在风险	≤7	非手术

(5)放疗失败。

(6)持续性疼痛无法缓解者。

2. 四肢长骨转移瘤的八大手术原则

(1)手术的目的是防止病理性骨折发生或恢复病理性骨折的连续性。

(2)尽力减少对周围软组织的损伤。

(3)内固定选择要坚固,可以负重而非分担应力,推荐用大直径交锁髓内钉。

(4)皮质破坏不严重者,可用闭合性髓内针技术;破坏广泛者应切开清除肿瘤,填充骨水泥和内固定。

（5）肿瘤应尽可能地切除彻底。

（6）受累骨的所有病变均应获得固定。

（7）尽可能减少手术创伤,降低手术相关死亡率。

（8）髓内钉固定存在肿瘤髓内扩散,放疗应包括整个骨和手术野。

四肢长骨转移瘤的外科治疗中,单纯行内固定术多用于已发生病理性骨折、多处转移、生命器官转移或耐受力差者;广泛性或边缘性骨转移瘤的切除、重建术适用于全身状况好、原发灶可切除者,及预计存活期较长的乳腺癌、甲状腺癌患者,经全身骨扫描证实为单发骨转移癌者。

3. 脊椎转移瘤的外科治疗主要强调三个方面

一是术前活检;二是术前评估,包括对骨转移瘤预后的评估、骨转移瘤稳定性的评估;三是进行脊柱转移瘤手术。从术前活检的原则和指征来看,恶性肿瘤病史明确,发现多处骨质破坏,则不必要进行术前活检;恶性肿瘤病史明确,单发骨质破坏,制订手术计划前应进行活检明确诊断;无肿瘤病史而怀疑骨转移瘤的患者,必须进行术前活检,除外淋巴瘤、骨髓瘤和肉瘤,如确诊为转移瘤应在病理结果指导下寻找原发肿瘤。

4. 脊柱转移瘤的九大手术指征

（1）神经受压,尤为骨性压迫,神经功能进行性减退。

（2）脊柱不稳定,病理性骨折或进行性畸形。

（3）经非手术治疗无效的严重顽固性疼痛。

（4）肿瘤经放射治疗后仍进行性增大。

（5）脊髓不能再耐受放疗。

（6）即将发生脊柱不稳定。

（7）需要明确病理诊断。

（8）原发瘤不明的单发转移瘤。

（9）预期寿命 >12 周。

不考虑手术者：脊柱转移瘤合并全身多处转移；肺癌合并胸椎转移，肺功能差；患者的预期寿命少于 3 个月者。术前评估推荐应用 Tomita 评分系统（表 1-9）。

表 1-9 Tomita 评分系统

得分	预后因素		
	原发肿瘤	内脏转移	骨转移
1	缓慢生长	无转移	单个或孤立
2	中等生长	可以治疗	多个
4	迅速生长	不可治疗	—

预后得分	治疗目标	外科治疗策略
2	长期局部控制	广泛或边缘切除
3		
4	中期局部控制	边缘或囊内切除
5		
6	短期姑息性控制	姑息性手术
7		
8	临终关怀	支持治疗
9		
10		

5. 脊柱转移瘤的六种手术方式

（1）单纯后路手术。

（2）单纯肿瘤切除术：孤立性硬膜外肿瘤或附件转移且无不稳定。

（3）后路减压配合植骨内固定：累及椎体或脊柱失稳时。

（4）骨水泥重建椎体：累及椎体适合减压内固定、预期寿命 >1 年。

（5）前方植骨重建椎体：存活期 >1 年且可耐受较长时间的手术。

（6）整块切除术：仅适合于极少数情况，如明确的孤立性肾癌和甲状腺癌。

手术情况要根据肿瘤的性质、部位、全身评估情况，以及手术者的经验来选择前路、后路、前后联合、姑息、微创或是更彻底的手术；经皮椎体成形术 / 后凸成形术。

未发生病理性骨折的骨转移瘤进行外科治疗前，要根据原发病的特点及非外科治疗手段的疗效选择合理的治疗方式。对于原发病有明显疗效的内科治疗，在骨病灶中也会有很好的疗效，可以明显减少 SREs 的发生，避免外科治疗的介入。另外，原发性肿瘤不同，患者的预后也不同，外科治疗的方式应该根据患者的预计生存时间进行合理选择，使患者能够从骨外科治疗中获益，避免手术进一步降低患者的生活质量。外科治疗必须与其他治疗相结合，选择恰当的患者进行恰当的治疗，对于生存期长的患者外科治疗可以更积极一些。

六、其他

地诺单抗（denosumab）又称为AMG-162，是一种针对NF-κB受体激活蛋白配体（RANKL）的人源化单克隆抗体，阻止RANKL和其受体物质结合，抑制破骨细胞活化和发展，减少骨吸收，增加皮质骨和骨小梁两者的骨密度和骨强度，促进骨重建。由于RANKL存在于所有骨骼的各部分，所以能在破骨细胞成熟和开始骨再吸收之前对其产生作用，而不像双膦酸盐仅作用于成熟的破骨细胞。最新研究显示，地诺单抗能有效抑制肺癌、乳腺癌、胰腺癌、前列腺癌等恶性肿瘤骨转移所致的骨吸收。2010年6月1日FDA批准地诺单抗用于高危骨折骨质疏松症绝经后妇女的治疗，这是FDA批准的首个也是唯一一个RANKL抑制剂，高危骨折骨质疏松症患者每6个月皮下注射1次。2010年11月18日FDA批准地诺单抗用于预防实体瘤骨转移患者骨骼相关性事件，推荐剂量为地诺单抗120mg，皮下注射于上臂、股部、腹部，每4周1次。随后，地诺单抗获准用于治疗男性骨质疏松症增加骨质量。2013年FDA批准地诺单抗用于手术不可切除性或手术切除可能导致严重并发症的骨巨细胞瘤（GCTB）成人患者及骨骼发育成熟的青少年患者的治疗，该药也是FDA批准的首个和唯一一个GCTB治疗药物。2014年12月FDA批准地诺单抗用于双膦酸盐疗法难治性恶性肿瘤引发的高钙血症（HCM）的治疗。目前，地诺单抗在国内还没有上市。研究显示，与唑来膦酸相比，地诺单抗可以延长入组患者首发 SREs 的时间、首发 SREs 的中位时间和 SREs 首发至再发的时间间隔，且能更有效地阻止相关骨痛的进展。另外，由于地诺单抗属于单抗类药物，经胞吞作用在细胞内代谢，与其他抗体类药物有着相似的代谢途径，所以无肾功能损害，也无须监测肾脏功能，在非严重肾功能损害患者其剂量不需要调整，但有严重的肾功能损害（肌酐清除率 <30ml/min）或长期血液透析的患者有很高的发生低钙血症的风险。一项纳入 7 808 例患者、为期 3 年的多中心、随机、双盲、安慰剂对照Ⅲ期临床试验表明，地诺单抗治疗组和安慰剂组非致命的严重不良反应事件的发生率分别为 25.0% 和 24.2%，最常见的不良反应是背痛（发生率为 34.7%）、四肢疼痛（发生率为 11.7%）、肌肉骨骼疼痛（发生率为 7.6%）、高胆固醇血症（发生率为 7.2%）和膀胱炎。临床试验表明，下颌骨坏死的发生率为 1.1%~2.0%，可能与地诺单抗的用量较大有关（120mg，每月 1 次）。另外，地诺单抗长期使用还可能产生免疫原性。

^{223}Ra 是一种发射高能量 α 粒子的放射性治疗药物，作为骨亲和性钙仿生剂，以骨为靶点，传递细胞毒性辐射到骨转移位点。由于 α 粒子的短距效应，它对邻近健康组织特别是骨髓的毒性作用可达到最小化。ALSYMPCA 国际Ⅲ期临床研究结果显示，^{223}Ra 可使去势难治性骨转移前列腺癌患者的总生存期延长近 4 个月并使死亡风险降低 30%。用药方法为每次 50kBq/kg，静脉注射，每 4 周注射 1 次。因此，2013 年 5 月 FDA 批准其用于无内脏疾病、有

骨转移症状的去势难治性前列腺癌。

第四节　恶性肿瘤骨转移相关的高钙血症的诊断和治疗

肿瘤合并高钙血症(malignancy-associated hypercalcemia,MAHC)是指肿瘤所致的血清钙水平 >2.75mmol/L,并引起一系列临床综合征。高钙血症是肿瘤中最常见并危及生命的代谢性急症。国外报道,15%~20% 的肿瘤患者会发生高钙血症,发生率与病种相关。在骨髓瘤及乳腺癌中发生率最高(约 40%),其次是非小细胞肺癌,也见于结肠癌、前列腺癌及小细胞肺癌。恶性肿瘤骨转移及骨病变患者发生高钙血症的主要原因是肿瘤侵犯骨骼,破骨细胞活性增加,导致骨吸收、骨溶解,大量骨骼钙释放入血;另外,肿瘤分泌异位甲状旁腺激素、异位前列腺素、异位破骨细胞激活因子也是引起癌症相关高钙血症的重要原因。

一、诊断

1. 临床表现

(1)神经系统功能紊乱:嗜睡、意识模糊、反射减低、肌无力、震颤、冷漠或焦虑不安;高钙危象时可出现谵妄、惊厥、昏迷。

(2)心血管和呼吸系统症状:心肌的兴奋性、传导性降低,可引起血压升高和各种心律失常。心电图可见心动过缓、P-R 间期延长、Q-T 间期缩短等。支气管分泌物黏稠,黏膜细胞纤毛活动减弱,易导致肺部感染、呼吸困难。

（3）泌尿系统症状：烦渴、多尿、肾功能不全，也易发生泌尿系统感染和结石。

（4）消化系统症状：恶心、呕吐、腹痛、便秘，严重时可发生肠梗阻。钙可刺激促胃液素和胃酸分泌，故高钙血症者易发生消化性溃疡，且钙刺激胰酶大量分泌，故可引发急性胰腺炎。

血清钙水平高于 3.75mmol/L 时称为高钙血症危象，患者易死于心脏停搏、坏死性胰腺炎和肾衰竭等，严重威胁患者生命。

2. **实验室检查**　血清总钙正常值为 2.25~2.74mmol/L，高于 2.75mmol/L 即为高钙血症（2.75~3.0mmol/L 为轻度升高，3.1~3.75mmol/L 为中度升高），高于 3.75mmol/L 时称为高钙血症危象。血钙以离子钙和结合钙 2 种形式存在，各占约 50%，其中结合钙绝大部分与血浆清蛋白结合。由于高钙血症的症状与离子钙浓度升高有关，与结合钙无关，因此，白蛋白水平低下、营养不良的患者测定离子钙的水平对决定是否治疗有帮助。多发性骨髓瘤患者由于过量产生的副蛋白与血清钙异常结合，可以有血清钙水平升高，但游离钙水平并不升高的情况。低蛋白血症患者也可以产生高钙血症的症状。高钙血症患者的生化检查还经常出现碱性磷酸酶水平、血清尿素氮和肌酐水平增高，低血钾，低氯性碱中毒，血清磷的浓度多变（但明显升高较少见）。

二、治疗

通常对于轻度高血钙不采取控制血钙的措施；对于有症状、体征的中、重度高血钙患者，需立即治疗。双膦酸盐是目前治疗高钙血症的有效治疗方法，推荐及时应用双膦酸盐治疗（证据级别：Ⅰ；推荐级别：A）。降钙素缓解高钙血症起效较快，但疗效不及双膦酸盐。扩容、促尿钙排泄等其他方法也是缓解高钙血症的简易方法，建议根据病情选择综合治疗。

高钙血症可危及生命，因而需要及时治疗。高钙血症的主要治疗方法如下：

1. **补液**　补充足量的水分，争取每日尿量达3~4L，可以恢复血容量，增加肾小球滤过率，抑制肾小管对钙的重吸收。同时注意维持水、电解质平衡。

2. **利尿**　在补充水分的同时，应注意合理使用利尿药。当补液使患者的血容量恢复正常时，给予呋塞米等利尿药有助于利尿，并可阻断肾小管对钙的重吸收。例如呋塞米 40~80mg 静脉注射，必要时重复用药。避免使用可增加钙重吸收的噻嗪类利尿药或使肾血流减少的药物及 H_2 受体拮抗药。

3. **限制钙摄入**　避免摄入含钙量高的食品，避免补充维生素 D、维生素 A 或其他维 A 酸类药物。

4. **抑制破骨细胞活性**　双膦酸盐类药物是抑制破骨细胞活性及降低血钙的有效药物，恶性肿瘤骨转移相关的高钙血症更适于首选抑制破骨细胞活性的双膦酸盐类药物控制高钙血症。中度或重度以上的高钙血症即应开始用双膦酸盐治疗。对于血清校正钙值≥3.0mmol/L 的高钙血症患者,唑来膦酸的推荐剂量为 4mg,静脉输注时间不少于 15 分钟。给药前,应该检测患者的血清肌酐水平,并评估患者的水化状态,保持每天尿量达 2L。用药剂量及间隔时间应根据患者的血钙水平和肾功能等情况确定,应个体化用药。唑来膦酸再次用药必须与前一次用药时间间隔 7~10 天。

鲑鱼降钙素也可用于治疗高钙血症,用法为 2~8IU/kg(或 100~400IU),静脉或皮下注射,每日 4 次。鳗鱼降钙素 0.4~1.6IU/kg,均为皮下或肌内注射,每 6~12 小时重复注射,停药后 24 小时内血钙回升。起效快,但效果不如双膦酸盐显著,多次注射后作用渐弱,不适于长期用药。

5. **血液或腹膜透析**　患者合并肾功能不全时,行血液或腹膜透析治疗可解救患者的高钙血症危象。

6. **抗癌治疗**　当抗癌治疗可能控制肿瘤及病情恶化时,应争取机会进行抗癌治疗,以利于更好地控制高钙血症。

第五节　恶性肿瘤治疗相关的骨质丢失 / 骨质疏松症的诊断和治疗

骨质疏松症(osteoporosis,OP)是一种以骨量低下、骨微结构破坏,导致骨脆性增加,易发生骨折为特征的全身性骨病。骨质疏松症分为原发性和继发性两大类。原发性骨质疏松症包括绝经后骨质疏松症（Ⅰ型）、老年性骨质疏松症（Ⅱ型）和特发性骨质疏松症（包括青少年型）。继发性骨质疏松症指由任何影响骨代谢的疾病和／或药物及其他明确病因导致的骨质疏松症。某些抗肿瘤治疗通过对破骨细胞活性的直接或间接影响，导致骨质丢失／骨质疏松症的风险明显增加。恶性肿瘤治疗相关的骨质丢失／骨质疏松症的骨痛和骨折并发症将直接影响癌症生存者的生活质量。恶性肿瘤治疗相关的骨质丢失／骨质疏松症的诊断和治疗策略见图 1-3。

一、诊断

1. **筛检**　建议对发生骨质丢失／骨质疏松症风险高的癌症生存者每年检测骨密度。高危发生骨质丢失／骨质疏松症的癌症生存者包括 65 岁以上的女性癌症生存者；发生脆性骨折或多处骨折的癌症生存者；接受增加骨质丢失／骨质疏松症风险的抗肿瘤治疗者。

其中常见的可能导致发生骨质丢失／骨质疏松症风险增加的抗肿瘤治疗及危险因素包括乳腺癌接受芳香化酶抑制剂、去势治疗等内分泌治疗；前列腺癌接受雄激素剥夺治疗；睾丸癌因治疗导致的雄激素水平低下；骨髓移植术后；接受影响骨代谢的药物化疗，如甲氨蝶呤、环磷酰胺、异环磷酰胺、多柔比星等；接受其他影响骨代谢的药物治疗，如干扰素 α、糖皮质激素、甲状腺素（甲状腺癌术后的替代治疗）等，见表 1-10。

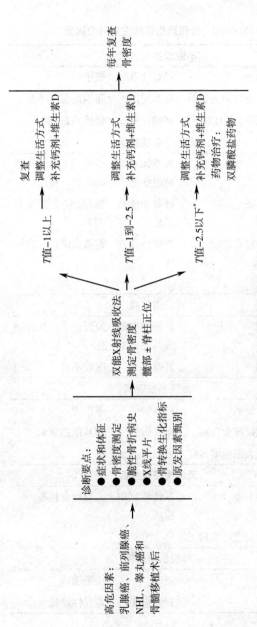

图1-3 恶性肿瘤治疗相关的骨质丢失/骨质疏松症诊断和治疗

注：* 一些机构界定为-2.0

高危因素：
乳腺癌、前列腺癌、NHL、睾丸癌和骨髓移植术后

诊断要点：
● 症状和体征
● 骨密度测定
● 脆性骨折病史
● X线平片
● 骨转换生化指标
● 原发因素甄别

双能X射线吸收法测定骨密度
髋部±脊柱正位

T值-1以上 → 复查
调整生活方式
补充钙剂+维生素D

T值-1到-2.5 →
调整生活方式
补充钙剂+维生素D

T值-2.5以下* →
调整生活方式
补充钙剂+维生素D
药物治疗：
双膦酸盐药物

每年复查骨密度

表 1-10　骨质疏松症的主要危险因素

不健康生活方式		
体力活动少	过量饮酒	吸烟
饮含过多咖啡因的饮料	营养失衡	蛋白质摄入不足
钙和 / 或维生素 D 缺乏	高钠饮食	低体质量
内分泌系统疾病		
甲状旁腺功能亢进症	腺垂体功能减退症	早绝经（绝经年龄 <40 岁）
库欣综合征	性腺功能减退症	糖尿病（Ⅰ型及Ⅱ型）
甲状腺功能亢进症	神经性厌食症	链激素抵抗综合征
高钙尿症		
胃肠道疾病		
炎性肠病	胃肠道旁路或其他手术	原发性胆汁性肝硬化
胰腺疾病	乳糜泻	吸收不良
血液系统疾病		
多发性骨髓瘤	白血病	淋巴瘤
单克隆免疫球蛋白病	血友病	镰状细胞贫血
系统性肥大细胞增多症	地中海贫血	
风湿免疫性疾病		
类风湿关节炎	系统性红斑狼疮	强直性脊柱炎
其他风湿免疫性疾病		
神经肌肉疾病		
癫痫	卒中	肌萎缩
帕金森病	脊髓损伤	多发性硬化

续表

其他疾病		
慢性代谢性酸中毒	终末期肾病	器官移植后
慢性阻塞性肺疾病	充血性心力衰竭	结节病
特发性脊柱侧凸	抑郁	肠外营养
淀粉样变	艾滋病	
药物		
糖皮质激素	抗癫痫药	芳香化酶抑制剂
促性腺激素释放激素类似物	肿瘤化疗药	质子泵抑制剂
甲状腺激素	噻唑烷二酮类胰岛素增敏剂	抗凝剂（肝素）
铝剂	选择性 5-羟色胺再摄取抑制剂	抗病毒药物
环孢素	他克莫司	

2. **诊断**　骨质疏松症初期通常没有明显的临床表现，但随着病情进展，骨量不断丢失，骨微结构破坏，患者会出现骨痛、脊柱变形，甚至发生骨质疏松性骨折等后果。部分患者可没有临床症状，仅在发生骨质疏松性骨折等严重并发症后才被诊断为骨质疏松症。临床上对于骨质疏松症的诊断主要基于双能 X 射线吸收法（DXA）骨密度测量结果和 / 或脆性骨折（表 1-11）。目前尚缺乏临床直接测定骨强度的检查方法。

表 1-11 骨质疏松症的诊断标准

骨质疏松症的诊断标准(符合以下 3 条中之一者)

- 髋部或椎体脆性骨折
- DXA 测量的中轴骨骨密度或桡骨远端 1/3 骨密度的 T 值≤–2.5
- 骨密度测量符合低骨量(–2.5<T 值 <–1.0)+ 肱骨近端、骨盆或前臂远端脆性骨折

（1）脆性骨折:脆性骨折是指无外伤或轻微外伤情况下引起的骨折。脆性骨折多发生在老年人,是骨质疏松症最严重的后果,所以又称为骨质疏松性骨折,故有过脆性骨折史即可诊断为骨质疏松症。脆性骨折主要发生在胸椎、腰椎、髋部及前臂。

（2）骨密度测定:骨密度(BMD)能反映约 70%的骨强度,骨折发生的危险与骨密度低下有关。检测骨密度是目前诊断骨质疏松症、预测骨质疏松性骨折风险的定量检测指标。双能 X 射线吸收法(DXA)是目前国际公认的骨密度检查方法,其测定值是骨质疏松症的诊断金标准。骨密度检查的其他方法,如各种单光子(SPA)、单能 X 射线(SXA)、定量计算机断层照相术(QCT)、外周 QCT(pQCT)和定量超声(QUS)等,根据具体条件用于骨质疏松症的诊断参考。

WHO 推荐基于 DXA 测定骨密度的诊断标准见表 1-12,骨密度通常用 T 值表示,T 值 =(实测值 – 同种族同性别正常青年人峰值骨密度)/ 同种族同性别正常青年人峰值骨密度的标准差。临床上常用的推荐测量部位是腰椎第一腰椎至第四腰椎和股骨颈或全髋或桡骨远端 1/3,诊断时要结合临床情况进行

分析。

表 1-12 基于 DXA 测定骨密度的诊断标准

分类	T 值
正常	T 值≥-1.0
低骨量	-2.5<T 值 <-1.0
骨质疏松	T 值≤-2.5
严重骨质疏松	T 值≤-2.5+ 脆性骨折

（3）X 射线平片：椎体骨折常因无明显的临床症状而被漏诊，需要在骨质疏松性骨折的危险人群中开展椎体骨折的筛查。根据常规 X 射线影像骨结构稀疏虽然可以评估骨质疏松，但 X 射线显示骨质疏松时其骨质已丢失 30% 以上。胸腰椎 X 射线侧位影像可作为判定骨质疏松性椎体压缩性骨折的首选检查方法。另外，X 射线影像所示的骨质密度受投照条件和阅片者主观判断等因素的影响，且不易量化评估，故 X 射线不作为骨质疏松症的早期诊断。基于胸腰椎侧位 X 射线影像并采用 Genant 目视半定量判定方法进行Ⅰ度（轻度骨折）、Ⅱ度（中度骨折）、Ⅲ度（重度骨折）椎体压缩性骨折程度的判定。如在胸腰椎 X 射线侧位影像评估椎体压缩性骨折时见到其他异常的 X 射线征象，应进一步选择适宜的影像学检查进行影像学诊断和鉴别诊断。

（4）骨代谢和骨转换标志物（bone turnover markers，BTMs）：骨骼需要有足够的刚度和韧性维持骨强度，骨重建由成骨细胞、破骨细胞和骨细胞等组成的骨骼基本多细胞单位实施。成年前骨骼不断构建、塑形和重建,骨形成和骨吸收的正平衡使骨量不断增加,并达到骨峰值;成年期骨重建平衡,维持骨量;随着年龄增加,骨形成和骨吸收呈负平衡,骨重建失衡造成骨丢失。BTMs 是骨组织本身的代谢产物,分为骨形成标志物和骨吸收标志物。目前推荐空腹血清Ⅰ型原胶原 N-端前肽(procollagen type 1 N-peptide,P1NP)和空腹血清Ⅰ型胶原 C-末端肽交联(serum C-terminal telopeptide of type 1 collagen,S-CTX)分别为反映骨形成和骨吸收敏感性较高的标志物。该类指标有助于鉴别原发性和继发性骨质疏松、判断骨转换分型、预测骨丢失速率、评估骨折风险、了解病情进展及选择干预措施。

二、预防与治疗

恶性肿瘤本身及其治疗相关的骨质丢失及骨质疏松症的预防与治疗目标是防止骨量进一步减少,避免发生骨折。骨质疏松症的防治措施包括调整生活方式、骨健康基本补充剂、抗骨质疏松症药物治疗。

1. 调整生活方式

(1)摄入富含钙、低盐和适量蛋白质的均衡膳食。

(2)充足日照,规律运动,进行有助于骨健康的体育锻炼和康复治疗。

(3)避免嗜烟、酗酒,避免过量饮用咖啡或碳酸饮料,慎用影响骨代谢的药物等。

(4)采取防止跌倒的各种措施。

2. 骨健康基本补充剂

(1)钙剂:2013 版《中国居民膳食营养素参考

摄入量》建议成人每日钙摄入推荐量为800mg,50岁及50岁以上的人群每日钙推荐摄入量为1 000~1 200mg(元素钙量)是获得理想骨峰值、维护骨骼健康的适宜剂量。如果饮食中钙供给不足,可补充钙剂。高钙血症和高钙尿症时应避免使用钙剂。补充钙剂需适量,超大剂量补充钙剂可能增加肾结石和心血管疾病的风险。

(2)维生素 D:有利于钙在胃肠道中的吸收。成年人的推荐剂量为400U(10μg)/d;65岁及65岁以上的老年人因缺乏日照以及摄入和吸收障碍常有维生素 D 缺乏,推荐摄入量为600U(15μg)/d。维生素 D 用于骨质疏松症的防治时,剂量可为800~1 200U/d。临床应用维生素 D 制剂时应注意个体差异和安全性,定期监测血钙和尿钙浓度。不推荐使用活性维生素 D 纠正维生素 D 缺乏,不建议1年单次较大剂量普通维生素 D 的补充。

3. 抗骨质疏松症药物治疗 抗骨质疏松症药物(表 1-13)治疗的适应证人群主要包括经骨密度检查确诊为骨质疏松症的患者;已发生过椎体和髋部等部位脆性骨折者;骨量减少但具有高骨折风险的患者。

表 1-13 抗骨质疏松症的主要药物

骨吸收抑制剂	骨形成促进剂	其他机制类药物	中药
双膦酸盐 降钙素 雌激素	甲状旁腺激素类似物	活性维生素 D 及其类似物 维生素 K_2 类	骨碎补总黄酮制剂

骨吸收抑制剂	骨形成促进剂	其他机制类药物	中药
选择性雌激素受体调节剂 RANKL 抑制剂（国内尚未上市）		锶盐	淫羊藿苷类制剂

　　目前用于防治骨质疏松症的双膦酸盐主要包括阿仑膦酸钠、唑来膦酸、利塞膦酸钠、伊班膦酸钠、依替膦酸二钠和氯膦酸二钠等。降钙素的总体安全性良好，少数患者使用后出现面部潮红、恶心等不良反应，偶有过敏现象。需注意的是，鉴于鼻喷剂型鲑鱼降钙素具有潜在增加肿瘤风险的可能性，降钙素连续使用的时间一般不超过 3 个月。绝经激素治疗包括雌激素补充疗法和雌、孕激素补充疗法，但雌激素依赖性肿瘤（乳腺癌、子宫内膜癌）、血栓性疾病、不明原因的阴道出血及活动性肝病和结缔组织病为绝对禁忌证。选择性雌激素受体调节剂类包括雷洛昔芬，但禁用于有静脉栓塞病史及有血栓倾向者、长期卧床和久坐者，且不适用于男性骨质疏松症患者。甲状旁腺素类似物如特立帕肽（国内已上市）禁用于肿瘤骨转移及并发高钙血症者。活性维生素 D 及其类似物治疗期间应注意监测血钙和尿钙，特别是同时补充钙剂者；肾结石患者慎用，禁用于高钙血症患者。维生素 K 类（四烯甲萘醌）禁用于服用华法林的患者。RANKL 抑制剂已被 FDA 批准用于治疗有较高骨折风险的绝经后骨质疏松症。

关于抗骨质疏松药物治疗的疗程,除双膦酸盐外,其他抗骨质疏松药物一旦停用疗效会快速下降,双膦酸盐类药物停用后,抗骨质疏松性骨折的作用可能会保持数年。目前建议口服双膦酸盐治疗 5 年,静脉给予双膦酸盐治疗 3 年,对骨折风险进行评估,如为低风险,考虑停用双膦酸盐;如骨折风险仍高,可以继续使用双膦酸盐或换用其他抗骨质疏松药物。抗骨质疏松药物的疗程应个体化,有疗效至少坚持 1 年,最初 3~5 年的治疗期后,应全面评估患者发生骨质疏松性骨折的风险。骨质疏松症如同其他慢性疾病一样,不仅要长期、个体化治疗,也需药物联合或序贯治疗。钙剂及维生素 D 作为基础治疗药物,宜与骨吸收抑制剂或骨形成促进剂联合使用。不建议联合应用具有相同作用机制的药物。

（于世英）

附:证据可信级别遵循表附表 1-1,推荐级别遵循附表 1-2。

附表 1-1 证据可信级别

级别	证据类型
I	对多个对照研究的 meta 分析、多个随机对照研究（high power）
II	至少 1 个严格设计的临床研究、多个随机对照研究（low power）
III	设计较好的非随机临床研究、回顾性队列研究、配对研究

续表

级别	证据类型
Ⅳ	历史对照研究、相关性描述性研究、病例报告等
Ⅴ	病例报告

附表 1-2 证据推荐级别

等级	推荐级别
A	Ⅰ类证据,多个一致性Ⅱ、Ⅲ、Ⅳ类证据
B	Ⅱ、Ⅲ、Ⅳ类证据且结果多一致
C	Ⅱ、Ⅲ、Ⅳ类证据但结果相矛盾

参 考 文 献

[1] COLEMAN R E. Skeletal complications of malignancy. Cancer,1997,80(Supplement 8):1588-1594.

[2] MACEDO F,LADEIRA K,PINHO F,et al. Bone Metastases:An Overview. Oncol Rev,2017,11(1):321.

[3] VON MOOS R,BODY JJ,EGERDIE B,et al. Pain and analgesic use associated with skeletal-related events in patients with advanced cancer and bone metastases. Support Care Cancer,2016,24(3):1327-1337.

[4] SATHIAKUMAR N,DELZELL E,MORRISEY M A,et al. Mortality following bone metastasis and skeletal-related events among women with breast cancer:a population-based analysis of U.S. Medicare beneficiaries,1999-2006. Breast Cancer Res Treat,2012,131(1):231-238.

[5] SATHIAKUMAR N,DELZELL E,MORRISEY M A,et al. Mortality following bone metastasis and skeletal-related events among men with prostate cancer:a population-based analysis

of US Medicare beneficiaries, 1999-2006. Prostate Cancer P D, 2011, 14(2): 177-183.

[6] LECOUVET F E, TALBOT J N, MESSIOU C, et al. Monitoring the response of bone metastases to treatment with Magnetic Resonance Imaging and nuclear medicine techniques: a review and position statement by the European Organisation for Research and Treatment of Cancer imaging group. Eur J Cancer, 2014, 50(15): 2519-2531.

[7] RYBAK L D, ROSENTHAL D I. Radiological imaging for the diagnosis of bone metastases. Q J Nucl Med, 2001, 45(1): 53-64.

[8] D'ELIA G, CARACCHINI G, CAVALLI L, et al. Bone fragility and imaging techniques. Clin Cases Miner Bone Metab, 2009, 6(3): 234-246.

[9] SAHIN E, ZINCIRKESER S, AKCAN A B, et al. Is(99m)Tc-MDP whole body bone scintigraphy adjuvant to (18)F-FDG-PET for the detection of skeletal metastases? J BUON, 2014, 19(1): 291-296.

[10] AK I, SIVRIKOZ M C, ENTOK E, et al. Discordant findings in patients with non-small-cell lung cancer: absolutely normal bone scans versus disseminated bone metastases on positron-emission tomography/computed tomography. Eur J Cardiothorac Surg, 2010, 37(4): 792-796.

[11] DE LA PIEDRA C, ALCARAZ A, BELLMUNT J, et al. Usefulness of bone turnover markers as predictors of mortality risk, disease progression and skeletal-related events appearance in patients with prostate cancer with bone metastases following treatment with zoledronic acid: TUGAMO study. Brit J Cancer, 2013, 108(12): 2565-2572.

[12] VALLATH N, RAJAGOPAL M R, PERERA S, et al. Access to pain relief and essential opioids in the WHO South-East Asia Region: challenges in implementing drug reforms.

WHO South East Asia J Public Health 2018;7(2):67-72.

[13] ROSS J R,SAUNDERS Y,EDMONDS P M,et al. Systematic review of role of bisphosphonates on skeletal morbidity in metastatic cancer. BMJ,2003,327(7413):469.

[14] CLEMONS M,DRANITSARIS G,OOI W,et al. A phase Ⅱ trial evaluating the palliative benefit of second-line oral ibandronate in breast cancer patients with either a skeletal related event(SRE)or progressive bone metastases(BM) despite standard bisphosphonate(BP)therapy. Breast Cancer Res Treat,2008,108(1):79-85.

[15] ZAROGOULIDIS K,BOUTSIKOU E,ZAROGOULIDIS P, et al. The impact of zoledronic acid therapy in survival of lung cancer patients with bone metastases. Int J Cancer, 2009,125(7):1705-1709.

[16] GRANT M,MLINERITSCH B,SCHIPPINGER W,et al. Endocrine therapy plus zoledronic acid in premenopausal breast cancer. N Engl J Med,2009,360(7):679-691.

[17] AFT R,NAUGHTON M,TRINKAUS K,et al. Effect of zoledronic acid on disseminated tumour cells in women with locally advanced breast cancer:an open label,randomized, phase 2 trial. Lancet Oncol,2010,11(5):421-428.

[18] WONG M H,STOCKLER M R,PAVLAKIS N. Bisphos-phonates and other bone agents for breast cancer. Cochrane Database Syst Rev,2012,15(2):CD003474.

[19] GUARNERI V,DONATI S,NICOLINI M,et al. Renal safety and efficacy of i. v. bisphosphonates in patients with skeletal metastases treated for up to 10 years. Oncologist,2005,10 (10):842-848.

[20] CLEMONS M J,DRANITSARIS G,OOI W S,et al. Phase Ⅱ trial evaluating the palliative benefit of second-line zoledronic acid in breast cancer patients with either a skeletal-related event or progressive bone metastases despite

first-line bisphosphonate therapy. J Clin Oncol,2006,24
(30):4895-4900.

[21] VAN DEN WYNGAERT T,DELFORGE M,DOYEN C,
et al. Prospective observational study of treatment pattern,
effectiveness and safety of zoledronic acid therapy beyond 24
months in patients with multiple myeloma or bone metastases
from solid tumors. Support Care Cancer,2013,21(12):
3483-3490.

[22] DE LEMOS M L,TAYLOR S C,BARNETT J B,et al. Renal
safety of 1-hour pamidronate infusion for breast cancer and
multiple myeloma patients:comparison between clinical
trials and population-based database. J Oncol Pharm Pract,
2006,12(4):193-199.

[23] 潘小云.阿仑膦酸钠致眼巩膜炎1例.江西中医药,
2009,40(2):61.

[24] BAMIAS A,KASTRITIS E,BAMIA C,et al. Osteonecrosis
of the jaw in cancer after treatment with bisphosphonates:
incidence and risk factors. J Clin Oncol,2005,23(34):
8580-8587.

[25] CHOW E,HARRIS K,FAN G,et al. Palliative radiotherapy
trials for bone metastases:a systematic review. J Clin Oncol,
2007,25(11):1423-1436.

[26] FORO ARNALOT P,FONTANALS A V,GALCERÁN J C,et
al. Randomized clinical trial with two palliative radiotherapy
regimens in painful bone metastases:30 Gy in 10 fractions
compared with 8 Gy in single fraction. Radiother Oncol,
2008,89(2):150-155.

[27] LUTZ S,BERK L,CHANG E,et al. American Society for
Radiation Oncology(ASTRO). Palliative radiotherapy for
bone metastases:an ASTRO evidence-based guideline. Int J
Radiat Oncol Biol Phys,2011,79(4):965-976.

[28] REDMOND K J,ROBERTSON S,LO S S,et al. Consensus

contouring guidelines for postoperative stereotactic body radiation therapy for metastatic solid tumor malignancies to the spine. Int J Radiat Oncol Biol Phys,2017,97(1):64-74.

[29] JHAVERI P,TEH B S,BLOCH C,et al. Stereotactic body radiotherapy in the management of painful bone metastases. Oncology,2008,22(7):782-788.

[30] BENEDICT S H,YENICE K M,FOLLOWILL D,et al. Stereotactic body radiation therapy:The report of AAPM Task Group 101. Med Phys,2010,37(8):4078-4101.

[31] FURUBAYASHI N,NEGISHI T,URA S,et al. Palliative effects and adverse events of strontium-89 for prostate cancer patients with bone metastasis. Mol Clin Oncol,2015,3(1):257-263.

[32] YAN B,MENG X,WANG X,et al. Complete regression of advanced prostate cancer for ten years:A case report and review of the literature. Oncol Lett,2013,6(2):590-594.

[33] YAMADA K,YOSHIMURA M,KAISE H,et al. Concurrent use of Sr-89 chloride with zoledronic acid is safe and effective for breast cancer patients with painful bone metastases. Exp Ther Med,2012,3(2):226-230.

[34] KARASAWA K. Cancer therapy using unsealed radioisotopes-the present and future. Gan To Kagaku Ryoho,2014,41(13):2555-2558.

[35] 费菲. 我国骨肿瘤循证临床诊疗指南 2015 最新解读 (中). 中国医药科学,2015,5(13):5-6.

[36] 费菲. 我国骨肿瘤循证临床诊疗指南 2015 最新解读 (下). 中国医药科学,2015,5(16):5-6.

[37] PETERS S,MEYLAN E. Targeting receptor activator of nuclear factor-kappa B as a new therapy for bone metastasis in non-small cell lung cancer. Curr Opin Oncol,2013,25(2):137-144.

[38] FIZAZI K,CARDUCCI M,SMITH M,et al. Denosumab

versus zoledronic acid for treatment of bone metastases in men with castration-resistant prostate cancer:a randomised, double-blind study. Lancet,2011,377(9768):813-822.

[39] EMERY J G,MCDONNELL P,BURKE M B,et al. Osteo-protegerin is a receptor for the cytotoxic ligand trail. J Biol Chem,1998,273(23):14363-14367.

[40] RACHNER T D,KHOSLA S,HOFBAUER L C. Osteoporosis: now and the future. Lancet,2011,377(9773):1276-1287.

[41] PARKER C,NILSSON S,HEINRICH D,et al. Alpha emitter radium-223 and survival in metastatic prostate cancer. N Engl J Med,2013,369(3):213-223.

[42] LI BT,WONG MH,PAVLAKIS N. Treatment and prevention of bone metastases from breast cancer:A comprehensive review of evidence for clinical practice. J Clin Med,2014,3(1):1-24.

[43] 中华医学会骨质疏松和骨矿盐疾病分会.原发性骨质疏松症诊疗指南(2017).中华骨质疏松和骨矿盐疾病杂志,2017,20(5):413-443.

[44] DORIA C,LEALI PT,SOLLA F,et al. Denosumab is really effective in the treatment of osteoporosis secondary to hypogonadism in prostate carcinoma patients? A prospective randomized multicenter international study. Clin Cases Miner Bone Metab,2016,13(3):195-199.

[45] 程晓光.国际临床骨密度学会共识文件(2005年版).中国骨质疏松杂志,2006,12(2):205-209.

[46] GENANT H K,WU C Y,VAN KUIJK C,et al. Vertebral fracture assessment using a semiquantitative technique. J Bone Miner Res,1993,8(9):1137-1148.

[47] GUISE TA. Bone loss and fracture risk associated with cancer therapy. Oncologist,2006,11(10):1121-1131.

[48] 中国营养学会.中国居民膳食营养素参考摄入量速查手册.北京:中国标准出版社,2014.

[49] HOLICK MF. Vitamin D deficiency. N Engl J Med,2007, 357(3):266-281.

[50] SMITH H,ANDERSON F,RAPHAEL H,et al. Effect of annual intramuscular vitamin D on fracture risk in elderly men and women—a population-based,randomized,double-blind,placebo-controlled trial. Rheumatology(Oxford), 2007,46(12):1852-1857.

[51] RUSSELL R G,WATTS N B,EBETINO F H,et al. Mechanisms of action of bisphosphonates:similarities and differences and their potential influence on clinical efficacy. Osteoporos Int, 2008,19(6):733-759.

[52] 朱汉民,廖二元. 鲑鱼降钙素专家讨论会纪实. 中华骨质疏松和骨矿盐疾病杂志,2013,6(4):370-372.

[53] COSMAN F,DE BEUR S J,LEBOFF M S,et al. Clinician's guide to prevention and treatment of osteoporosis. Osteoporos Int,2014,25(10):2359-2381.

[54] PALACIOS S,MEJIA A. Antiresorptives and anabolic therapy in sequence or combination for postmenopausal osteoporosis. Climacteric,2015,18(4):453-455.

[55] CUMMINGS S R,SAN MARTIN J,MCCLUNG M R,et al. Denosumab for prevention of fractures in postmenopausal women with osteoporosis. N Engl J Med,2009,361(8):756-765.

第二章

乳腺癌骨转移

第一节 乳腺癌骨转移概述

乳腺癌是中国女性最常见的恶性肿瘤。据Globocan 2018 的数据,中国乳腺癌粗发病率为53.3/10 万,粗死亡率为 14.2/10 万。即使经过充分治疗,仍有 20%~30% 的早期乳腺癌会出现不同部位的复发转移,部分患者初诊时即为Ⅳ期转移性乳腺癌。就转移部位而言,骨转移在复发转移性乳腺癌的病程中发生率为 65%~75%。乳腺癌远处转移中,首发表现为骨转移者占 27%~50%。最新研究提示破骨细胞本身能刺激乳腺癌细胞的生长,它和乳腺癌细胞协同促进破骨性骨转移的形成。骨痛、骨损伤等骨相关事件(SREs)是乳腺癌骨转移常见的并发症,严重影响患者的生活质量。骨转移引起的骨痛往往为机械性痛,是由于机械应力或者机械运动引起的痛。一般程度的应力或运动不会引起骨骼正常的人骨痛,但肿瘤等引起骨破坏后,这样的机械力就会引起骨骼形变或直接刺激骨膜的神经末梢,引起疼痛。临床研究中,SREs 通常定义为骨痛加剧或出现新的骨痛、病理性骨折(椎体骨折或非椎体骨折)、椎体压缩或变形、脊髓压迫、需要骨放疗(因骨痛或防治病理性骨折或脊髓压迫)及高钙血症,这些都是影响患者自主活动能力和生活质量的主要因素。

乳腺癌骨转移患者的中位生存期已经超过2年,但大多不可治愈。因此,治疗乳腺癌骨转移的长期性和安全性问题非常突出。

第二节 乳腺癌骨转移的临床表现

乳腺癌骨转移多见为多发性溶骨性病变,有些患者在溶骨病变治疗后的修复改变因在影像学中表现为过度钙化而被误诊为成骨性病变。对这部分患者应追溯其首诊时的影像片(X射线检查或CT)是否有溶骨性改变。

乳腺癌骨转移的特点:乳腺癌骨转移最常见的部位为肋骨和胸椎,是癌细胞通过椎前静脉丛转移所致;伴有疼痛的骨转移严重影响患者的生活质量,但骨转移本身一般不直接威胁患者的生命;骨转移有效的治疗手段多,不合并内脏转移的患者生存期相对较长。

第三节 乳腺癌骨转移的诊断

^{99}Tc-MDP骨放射性核素扫描(ECT)是最常用的骨转移初筛方法,具有灵敏度高、早期发现异常骨代谢灶、全身成像等优点,但也存在特异性较低、不能提示病变为成骨性或溶骨性病变、不能显示骨破坏程度的缺点。骨ECT检查推荐用于乳腺癌出现骨疼痛、骨折、碱性磷酸酶升高或高钙血症等可疑骨转

移的常规初筛诊断检查,也可选择性地用于局晚期乳腺癌($T_3N_1M_0$或以上)和复发转移性乳腺癌患者的常规检查。值得强调的是,单凭骨ECT异常不足以诊断为骨转移,需要可疑局部的X射线检查,特别是CT或者MRI检查协助诊断,以确定是否有骨破坏并了解骨稳定性。

X射线平片是骨转移诊断的基本方法,具有直观、诊断特异性高的优点,但也存在灵敏度低的缺点。骨CT扫描是诊断骨转移最重要的影像学方法,对于骨皮质破坏的诊断更灵敏,灵敏度和特异度均高,可以区分溶骨或成骨改变。X射线检查和CT可以用于骨转移治疗的疗效评价。

MRI扫描诊断骨转移的灵敏度高,提示病变侵袭范围准确,但特异性低于CT,不过脊柱MRI检查对了解脊髓是否受压及脊柱稳定性、了解骨转移的手术和放疗适应证很重要。但MRI特殊的成像原理使得诊断可能存在假阳性,因此,单纯MRI异常不能诊断骨转移。

正电子发射计算机断层显像(PET/CT)可以在临床早期发现骨转移的异常信号,敏感性和特异性都很高,已有临床研究提示^{18}F-脱氧葡萄糖(FDG)-PET具有与骨扫描相似的灵敏度和更高的特异度,对乳腺癌骨转移治疗后病情的跟踪优于骨扫描,但是专家组认为目前PET/CT在骨转移诊断中的价值还有待于进一步研究,临床并不作为常规推荐。

骨活检是诊断乳腺癌骨转移的金标准。针对临床可疑骨转移灶,尤其是那些不含软组织转移或内脏转移的孤立性单发骨病灶,应争取进行穿刺活检以明确病理诊断。

骨代谢生化指标可以提示诊断以及用于治疗过程的动态检测，但目前尚不能作为骨转移诊断的方法和临床常规推荐。

总之，对于乳腺癌骨转移的临床诊断，ECT 可以作为初筛检查，X 射线检查、CT 可以明确有无骨质破坏，MRI 有助于了解骨转移对周围组织的影响尤其是脊柱稳定性，PET/CT 的价值还有待于进一步研究。临床上各种诊断方法应该合理应用，必要时应通过骨活检取得病理诊断。

第四节 乳腺癌及乳腺癌骨转移的治疗

目前乳腺癌及乳腺癌骨转移的临床诊治主要参照美国国立综合癌症网络（NCCN）《乳腺癌临床实践指南》（2019 版）及中国《乳腺癌骨转移和骨相关疾病临床诊疗专家共识》（2014 版）。

一、治疗原则和目标

乳腺癌骨转移的治疗原则参照复发转移性乳腺癌，以全身化疗、内分泌治疗和分子靶向治疗作为基本药物治疗。双膦酸盐类药物使用可预防和治疗 SREs。考虑到复发或转移病灶的激素受体检测结果的正确性会受到脱钙的影响，建议骨组织采用EDTA 方法脱钙。此外，合理的局部治疗可以更好地控制骨转移症状，其中手术是治疗单发骨转移病灶的积极手段，放射治疗是有效的局部治疗手段。

乳腺癌骨转移的主要治疗目标包括：①预防和

治疗 SREs；②缓解疼痛；③恢复功能，改善生活质量；④控制肿瘤进展，延长生存期。医师应根据患者的治疗意愿、激素受体及 HER-2 状态、肿瘤负荷、疾病发展的速度、骨破坏的程度及其导致严重并发症的风险（如病理性骨折和脊髓压迫）等，来制订并实施个体化的综合治疗方案。

二、治疗手段

可以选择的治疗手段有：①化疗、内分泌治疗、分子靶向治疗等；②骨改良药物（bone modifying agent），双膦酸盐、地诺单抗；③手术治疗；④放射治疗；⑤镇痛和其他支持治疗。医师应根据患者的具体病情制订个体化的综合治疗方案。

三、具体治疗措施

选择复发转移性乳腺癌的全身治疗方案要考虑以下因素：患者原发和/或复发转移灶的雌激素受体/孕激素受体（ER/PR）状况、人类表皮生长因子受体 2（HER-2）结果、年龄、月经状态以及疾病进展速度。原则上疾病进展缓慢、不伴有内脏危象的激素反应性乳腺癌患者可以首选内分泌治疗，疾病进展迅速或有内脏危象或激素耐药的复发转移患者首选化疗，而 HER-2 过表达的患者应考虑以抗 HER-2 药物（曲妥珠单抗、拉帕替尼、T-DM1 等）为基础的治疗方案。

对于激素敏感性乳腺癌，应基于患者可能从内分泌治疗中获益的角度来界定哪些患者适合内分泌治疗，认为满足下列条件中≥1 条的患者有可能从内分泌治疗中获益:①原发灶和/或复发转移灶 ER 和/或 PR 阳性;②老年患者;③术后无病间期较长;④既往内分泌治疗曾获益。

以下分别阐述乳腺癌骨转移各种治疗手段的具体措施。

1. 内分泌治疗 由于乳腺癌骨转移本身一般不直接构成生命威胁,且不合并内脏转移的患者生存期相对较长,因此,尽量避免不必要的联合化疗。而复发转移性乳腺癌患者如治疗后疾病长期保持稳定则应视为临床获益,因为病情持续稳定 6 个月以上的患者生存期与获得临床缓解的患者相同。内分泌治疗更适合长期用药,因此,可以尽量延长治疗用药时间,以便于延长疾病控制时间。

对于绝经后复发转移性乳腺癌,若他莫昔芬(TAM)治疗失败,一线内分泌治疗的首选为氟维司群或第三代芳香化酶抑制剂(AI,包括来曲唑、阿那曲唑、依西美坦)。TAM 辅助治疗失败可选择 AI 或氟维司群,而 AI 辅助治疗失败的患者优选氟维司群治疗(经济条件受限可以选用 TAM),非甾体类 AI 治疗失败可以换甾体类 AI 或氟维司群 ± 依维莫司。近年来,在内分泌治疗上,国内外已经开展多个联合 CDK4/6 抑制剂(如 palbociclib、ribociclib、abemaciclib 等)的一、二线临床研究和 mTOR 抑制剂(如依维莫司)的二线或以上临床研究,医师可依据相关证据、患者的经济情况以及患者既往内分泌治疗的敏感性、原发性耐药、继发性耐药特征施治。

绝经前患者可以选择化疗,但对于适合内分泌治疗的患者,仍可保留内分泌治疗优先的策略,与选用化疗相比,内分泌治疗的患者一旦获益,疾病缓解时间将更长,患者的生活质量更好。绝经前患者可单用 TAM,也可在卵巢功能抑制的基础上采取绝经后患者的治疗策略。

2. **化学治疗**　乳腺癌骨转移患者如 ER 和 PR 均阴性、术后无病间隔期短、疾病进展迅速、合并内脏转移、对内分泌治疗无反应时应考虑化学治疗(化疗),特别是急需控制症状的内脏转移或内脏危象者首选化疗。推荐用于复发转移性乳腺癌化疗的药物包括蒽环类、紫杉类、卡培他滨、长春瑞滨、吉西他滨、铂类、艾瑞布林等。

可以选择的联合化疗方案有蒽环类联合环磷酰胺(AC)、卡培他滨联合多西他赛(XT)、吉西他滨联合紫杉醇(GT)、吉西他滨或紫杉类联合铂类等。联合化疗获益的患者可以考虑维持治疗,但单纯骨转移患者联合给药并不推荐。

3. **放射治疗**　放射治疗是乳腺癌骨转移姑息性治疗的有效方法。骨转移患者放射治疗的目标是在肿瘤患者的生存时间内,预防或减轻因骨转移病灶带来的症状或功能障碍。骨疼痛是骨转移的常见症状,也是影响患者生活质量及活动能力的主要原因之一。脊椎、股骨等负重部位骨转移并发病理性骨折的发生率约为 30%。病理性骨折将显著影响患者的生存质量和生存时间。

放射治疗用于乳腺癌骨转移治疗的主要作用是缓解骨疼痛、减少病理性骨折的风险,与包括双膦酸盐和针对激素受体阳性的抗肿瘤治疗药物联合应用,可以有效提高治疗的有效性。

利用高能射线针对骨转移局部病灶的外照射是骨转移姑息性治疗的常用有效方法。有效的外照射可以在 50%~80% 的骨转移患者中达到症状缓解，在接近 1/3 的患者中达到症状完全缓解，并可维持不等的时限。外照射的主要适应证为有症状的骨转移灶，用于缓解疼痛及恢复功能；选择性地用于负重部位骨转移的预防性放疗，如脊柱或股骨转移。

外照射的常用剂量及分割方法有 40Gy/20F/4w、30Gy/10F/2w、20Gy/4F/2w、23Gy/4F/3w、8Gy/F 等。基于大量文献发现上述分割剂量方案带来的症状缓解率相似，所以原则上不推荐超过 2 周的长疗程作为骨转移的姑息性放疗，除非转移部位邻近重要脏器，希望通过相对低的分次剂量以减轻正常组织的晚期反应。

单次 8Gy 放疗方案的治疗费用显著低于分次照射，但症状反复需要再次放疗，放疗及病理性骨折的发生率高于分次放疗，一般适于活动及搬动困难的晚期患者。

立体定向放射治疗等特殊的高度适形放射治疗技术较传统放射治疗的优势在于可提供迅速跌落的剂量分布，达到更好地保护邻近转移灶的关键器官的作用。所以主要的适应证为脊柱转移，在因症状反复而需要再次治疗的患者中更有优势。精确照射技术的应用对体位固定的稳定性、靶区勾画的合理性要求都更高，所以必须在严格质量控制的前提下谨慎实施。

骨转移的手术治疗，尤其是脊柱转移的后凸成形术和椎体成形术可以在短期内迅速增加脊柱稳定性,并不是姑息性放疗的禁忌证,但是两者的时间配合目前尚缺乏足够的临床资料来达成共识。

放射性核素治疗俗称"内放射",指通过静脉注射高度亲骨的同位素药物,如 ^{89}Sr,从而在骨转移病灶内通过同位素药物的衰变而产生的生物吸收剂量来发挥一定的抗肿瘤作用。

核素治疗一般对于溶骨病灶能发挥一定的缓解作用,最主要适用于骨转移病灶分布过于广泛导致外照射难以对有症状的部位——实现的患者,对缓解疼痛有一定疗效。但是核素治疗后骨髓抑制的发生率较高,而且恢复周期较长,因此,放射性核素治疗前应充分考虑选择合适的病人和恰当的时机,临床应慎用。

放射治疗虽然是缓解症状性骨转移重要的局部治疗手段,但是通过射线发挥抗肿瘤作用并达到一定的骨修复程度才能显示症状的减轻,因此,放射治疗不能替代双膦酸盐治疗。在没有达到明确的症状缓解或治疗不能完全控制疼痛的患者,仍然需要根据三阶梯原则给予止痛药物治疗。

4. **手术治疗** 骨转移外科治疗的目的是提高患者的生活质量。骨外科技术的进步可最大限度地解决肿瘤骨转移患者的骨强度下降、病理性骨折及肿瘤压迫神经的问题,并可减轻疼痛、恢复肢体功能,从而改善患者的生活质量。

应对骨转移患者密切随访观察,早期发现骨转移灶,对具有潜在病理性骨折的长骨是否需要手术作出恰当的判断,争取在骨折前、截瘫前进行有效的外科治疗,切实提高患者的生活质量。

外科手术治疗乳腺癌骨转移的方法包括单纯内固定术、病灶清除加内固定术、病灶切除加人工关节置换术、脊髓受压后的减压及脊柱稳定性的重建术。

固定术治疗可考虑选择性地用于治疗病理性骨折或因脊髓受压而减压后，预期生存时间>3个月的乳腺癌骨转移患者。预防性固定术治疗可考虑选择性地用于股骨转移灶直径>2.5cm，或股骨颈骨转移，或骨皮质破坏>50%，预期生存时间>3个月的乳腺癌骨转移患者。专家组建议及时请骨科医师参与决定手术时机。

制订外科治疗方案时应考虑的因素包括放化疗和激素治疗的敏感程度、起效时间；肿瘤类型及分期化疗；病理性骨折风险、脊髓受压或受压风险；脊柱不稳定、顽固性疼痛；预计患者可以存活3个月以上；全身状况能耐受手术及麻醉（Karnofsky或Burchenal评分）；局部（软组织及骨）有良好的手术条件；孤立的骨转移病灶/有无内脏转移；转移灶及出现转移灶的时间；术后患者的生活质量。

5. 骨改良药物的应用

（1）双膦酸盐的作用机制、适应证和用药方法

1）作用机制：双膦酸盐是焦磷酸盐分子的稳定类似物。破骨细胞聚集于矿化骨基质后，通过酶水解作用导致骨重吸收，而双膦酸盐可以抑制破骨细胞介导的骨重吸收作用，还可以抑制破骨细胞成熟，抑制成熟破骨细胞的功能，抑制破骨细胞在骨质吸收部位的聚集，抑制肿瘤细胞扩散、浸润和黏附于骨基质。

2）适应证：高钙血症；骨痛；治疗和预防SREs。

SREs 对乳腺癌骨转移患者的生活质量具有至关重要的影响，它包括病理性骨折、脊髓压迫、为了缓解骨痛或预防和治疗病理性骨折或脊髓压迫而进行的放疗、骨骼手术、改变抗癌方案以治疗骨痛、恶性肿瘤所致的高钙血症。目前在乳腺癌骨转移中使用骨改良药物的主要目的是治疗和预防 SREs，减少由于抗肿瘤治疗引起的骨丢失（cancer treatment-induced bone loss，CTIBL），提高骨密度（BMD）。临床研究证实双膦酸盐可以有效治疗乳腺癌骨转移。正如英国国家临床推荐治疗方案研究所（NICE）的建议，这类药物目前正被广泛用于治疗晚期乳腺癌骨的并发症。而随后的临床研究证明，双膦酸盐可以预防乳腺癌骨转移患者发生 SREs。所以，乳腺癌骨转移患者如果预期的生存期≥3 个月，且肌酐低于 3.0mg/dl，在治疗病情所需的化疗和激素治疗的同时，应及时给予双膦酸盐治疗。

3）临床用药方法：依据双膦酸盐化学结构中与中心碳原子连接的侧链不同，不同双膦酸盐类药物的临床活性和功效亦有所不同。

第一代双膦酸盐以氯膦酸二钠为代表，这些药物在 30 年前进入临床使用。用量和用法：氯膦酸二钠目前有静脉、口服 2 种制剂可供选择，双膦酸盐口服制剂方便在家用药，也方便与口服化疗药物和内分泌药物联合使用。临床上也可以先采用静脉滴注氯膦酸二钠 400mg/d，连用 3 天；而后口服氯膦酸二钠 1 600mg/d，共 3~4 周，作为 1 个周期的用法。氯膦酸二钠主要经肾脏清除，因此，在氯膦酸二钠治疗过程中一定要维持足够的水分摄入。氯膦酸二钠胶囊应整粒吞服。任何情况下不能将氯膦酸盐与含有钙或其他 2 价阳离子的牛奶、食物或药物同服,因为它们会减少氯膦酸盐的吸收。

第二代为含氮的双膦酸盐,包括帕米膦酸二钠、阿仑膦酸钠,这些药物抑制骨吸收的体外活性作用要强于第一代药物。用量和用法:帕米膦酸盐静脉滴注,每次 60~90mg,输注时间不短于 2 小时,每 3~4 周用药 1 次。

第三代为具有杂环结构的含氮的唑来膦酸和不含环状结构的含氮的伊班膦酸,作用强度和疗效比第二代进一步提高。用量和用法:唑来膦酸盐 4mg,静脉滴注时间不得少于 15 分钟,每 3~4 周注射 1 次。伊班膦酸盐 6mg,静脉滴注时间不得少于 15 分钟,每 3~4 周注射 1 次。伊班膦酸治疗转移性骨病的常规剂量为 6mg,每 3~4 周静脉注射 1 次,每次静脉注射的时间不短于 15 分钟。伊班膦酸的负荷剂量(loading dose):伊班膦酸的负荷剂量可快速缓解转移性骨痛患者伴有的严重疼痛,使用方法为 6mg/d,连续 3 天静脉注射,以后每 3~4 周常规使用 6mg/ 次。伊班膦酸目前在国外有静脉、口服 2 种制剂可供选择,静脉滴注 6mg 伊班膦酸和口服 50mg 伊班膦酸的疗效相当,而口服制剂可方便在家用药,也方便与口服化疗药物和内分泌药物联合使用。

依据随机临床研究提示,乳腺癌骨转移需接受双膦酸盐治疗者也可考虑 RANKL 抑制剂——地诺单抗(denosumab)120mg,每 4 周给药 1 次,皮下注射治疗。由于皮下注射方便,且治疗期间无须常规监测肾功能,地诺单抗为骨转移患者提供了一种新的治疗选择。目前,地诺单抗正在申请在中国上市。

每种骨改良药物均不可与其他种类的骨改良药物联合使用。

（2）骨改良药物的使用方法及注意事项

1）在使用双膦酸盐前,应该检测患者的血清电解质水平,重点关注血肌酐、血清钙、磷酸盐、镁等指标。

2）临床研究表明第一代氯膦酸盐、第二代帕米膦酸盐及第三代唑来膦酸和伊班膦酸盐都有治疗乳腺癌骨转移的作用,都可以用于治疗高钙血症、骨痛及预防和治疗 SREs。已有临床研究结果显示,第三代双膦酸盐唑来膦酸和伊班膦酸有疗效更好、毒性更低和使用更方便的优点。

3）选择药物治疗应考虑患者的一般状况和疾病的总体情况及同时接受的治疗。静脉内使用唑来膦酸和伊班膦酸具有输液时间更短的优势。

4）双膦酸盐可以与放疗、化疗、内分泌治疗、止痛药联合使用。

5）长期使用双膦酸盐联合治疗时应每日补充钙和维生素 D,剂量为钙 1 200~1 500mg/d 及维生素 D_3 400~800IU。

6）在轻、中度肾功能不全（肌酐清除率 >30ml/min）患者中无须调整剂量,但严重肾功能不全（肌酐清除率 ≤30ml/min）患者应根据不同产品的说明书进行剂量调整或延长输注时间。肌酐清除率 <30ml/min 或透析患者,在接受地诺单抗治疗时应密切监测,以防低钙血症的发生。

7）鉴于有文献报道少数患者在长期使用双膦

酸盐或地诺单抗后有发生下颌骨坏死的风险,所以使用此类药物前应进行口腔检查,进行恰当的预防性治疗,用药期间注意每日清洁口腔,尽量避免拔牙等口腔手术。如用药期间无诱因或口腔操作后出现颌面部骨暴露、不能愈合,应尽早联系专科医师处理。

(3)用药时间及停药指征

1)用药时间:研究证明,双膦酸盐用于转移性乳腺癌已有用药2年以上的安全性数据,因此,临床实践中推荐用药时间可达2年甚至更长时间,但应根据患者的安全性和临床获益情况采用合理的用药时间。根据骨转移和骨丢失治疗目的的不同,推荐不同的双膦酸盐用药时间。临床对于乳腺癌骨转移患者推荐使用2年,每3~4周给药1次,但是临床实践中应该鼓励在安全有效的情况下持续应用。有临床研究发现每3个月1次唑来膦酸的疗效与每月1次相似,尚待更多的证据进一步证实。而针对乳腺癌患者预防CTIBL则推荐使用5年,每年给药2次。双膦酸盐有时可能成为骨转移患者在停用化疗后唯一保留的全身用药,维持治疗期间可适当延长用药间期。

2)停药指征:使用中监测到不良反应,且明确与双膦酸盐相关;治疗过程中出现肿瘤恶化,出现其他脏器转移并危及生命;临床医师认为需要时。需要指出的是,经过其他治疗后骨痛缓解不是停药指征。

6. 止痛药物治疗　　止痛药是缓解乳腺癌骨转移疼痛的主要方法。骨转移疼痛的止痛药治疗应遵循 WHO 癌症三阶梯止痛指导原则:首选口服及无创给药途径;按阶梯给药;按时给药;个体化给药;注意具体细节。

止痛药物包括非甾体抗炎药、阿片类镇痛药、辅助用药。

常用的非甾体抗炎药包括对乙酰氨基酚、布洛芬、双氯芬酸钠、吲哚美辛、萘普生、塞来昔布、氯诺昔康等。

常用的阿片类镇痛药包括吗啡缓释片、芬太尼透皮贴剂、羟考酮控释片、吗啡即释片、可待因、美沙酮等。哌替啶不宜用于癌痛治疗。

辅助用药包括三环类抗抑郁药、抗惊厥类药、糖皮质激素类等。

非甾体抗炎药是骨转移疼痛药物止痛治疗的基础用药,当止痛效果不佳或出现中、重度疼痛时,推荐联用阿片类镇痛药。选择阿片缓释剂按时用药,有利于持续缓解骨疼痛。然而,骨转移疼痛患者在持续慢性疼痛的同时,大约 63% 的骨转移患者伴有暴发性疼痛。

对频繁发作的暴发性疼痛患者,可以通过增加止痛药的按时用药剂量来缓解。对少数患者则无法通过增加止痛药的按时用药剂量控制疼痛,甚至因无法耐受药物不良反应而不能增加按时用药剂量。控制暴发性疼痛的主要方法是备用速效或短效止痛药,单次用药剂量一般为日用剂量的 5%~10%。

对于难治的暴发性疼痛患者,可考虑使用患者自控药泵法给药。发生神经病理性疼痛时,应根据病情选择辅助用药。例如,出现灼痛、坠胀痛等表

现时,可选择合用阿米替林、去甲替林或多塞平等
三环类抗抑郁药;出现电击样疼痛或枪击样疼痛
等表现时,可选择联用加巴喷丁或卡马西平等抗
惊厥剂。止痛药可与双膦酸盐类药物、放疗等综
合治疗。

(胡夕春　张剑)

参 考 文 献

[1] BRAY F,FERLAY J,SOERJOMATARAM I,et al. Global
Cancer Statistics 2018:GLOBOCAN estimates of incidence
and mortality worldwide for 36 cancers in 185 countries.CA:
Cancer J Clin,2018,68(6):394-424.

[2] FAN L,STRASSER-WEIPPL K,LI J J,et al. Breast cancer in
China. Lancet Oncol,2014,15(7):e279-289.

[3] LE PAPE F,VARGAS G,CLÉZARDIN P. The role of
osteoclasts in breast cancer bone metastasis. J Bone Oncol,
2016,5(3):93-95.

[4] MENG X Y,SONG S T. Evaluation and classification of drug
therapy for breast cancer with bone-only metastasis. 中华肿
瘤杂志,2017,39(3):161-165.

[5] 中国抗癌协会乳腺癌专业委员会.中国抗癌协会乳腺癌
诊治指南与规范(2017 年版).中国癌症杂志,2017,27
(09):695-759.

[6] 江泽飞,陈佳艺,牛晓辉,等.乳腺癌骨转移和骨相关疾
病临床诊疗专家共识(2014 版).中华医学杂志,2015,95
(4):241-247.

[7] VAN POZNAK C H,TEMIN S,YEE G C,et al. American
Society of Clinical Oncology executive summary of the clinical

practice guideline update on the role of bone-modifying agents in metastatic breast cancer. J Clin Oncol, 2011, 29 (9): 1221-1227.

[8] CHOW E, HARRIS K, FAN G, et al. Palliative radiotherapy trials for bone metastases: a systematic review. J Clin Oncol, 2007, 25 (11): 1423-1436.

[9] DING X, FAN Y, MA F, et al. Prolonged administration of bisphosphonates is well-tolerated and effective for skeletal-related events in Chinese breast cancer patients with bone metastasis. Breast, 2012, 21 (4): 544-549.

[10] BRUFSKY A M, BOSSERMAN L D, CARADONNA R R, et al. Zoledronic acid on effectively prevents aromatase inhibitor-associated bone loss in postmenopausal women with early breast cancer receiving adjuvant letrozole: Z-FAST study 36-month follow-up results. Clin Breast cancer, 2009, 9 (2): 77-85.

[11] COLEMAN R, DE BOER R, EIDTMANN H, et al. Zoledronic acid (zoledronate) for postmenopausal women with early breast cancer receiving adjuvant letrozole (ZO-FAST study): final 60-month results. Ann Oncol, 2013, 24 (2): 398-405.

[12] GNANT M, MLINERITSCH B, SCHIPPINGER W, et al. Endocrine therapy plus zoledronic acid in premenopausal breast cancer. N Engl J Med, 2009, 360 (7): 679-691.

[13] ZHAO X, HU X. Dosing of zoledronic acid with its anti-tumor effects in breast cancer. J Bone Oncol, 2015, 4 (3): 98-101.

[14] VADHAN-RAJ S, VON MOOS R, FALLOWFIELD L J, et al. Clinical benefit in patients with metastatic bone disease: results of a phase 3 study of denosumab versus zoledronic acid. Ann Oncol, 2012, 23 (12): 3045-3051.

第三章

前列腺癌骨转移

第一节　前列腺癌骨转移概述

前列腺癌是欧美男性最常见的泌尿生殖系统肿瘤之一。在美国男性中前列腺癌的发病率和死亡率分别位居恶性肿瘤的第 1 位和第 2 位,并以老年人群发病最为常见,中位年龄约为 66 岁,其中非洲裔美国人的发病率最高,每年可达 228.5/10 万。我国属于前列腺癌低发国家,但近年来随着人们生活水平的提高、饮食习惯的改变,以及人口老龄化的加剧,前列腺癌的发病率呈明显上升的趋势。据 2017 年 2 月中国国家癌症中心发布的城市癌症统计数据显示,我国前列腺癌具有明显的城乡差异。大城市前列腺癌的发病率为 17.26/10 万,中等城市为 8.51/10 万,小城市 <5/10 万,大城市的发病率是小城市的近 4 倍。

前列腺癌发病隐匿,早期可无明显症状,出现症状后确诊多为疾病晚期,极易出现全身多器官或组织转移,而转移是导致高死亡率的主要原因,其中以骨转移最为常见。据报道,在欧美,约 70% 的前列腺癌患者在疾病进程中可出现骨转移,而以前列腺癌为主要死因的病例中有 85%~100% 存在骨转移。日本本土前列腺癌骨转移的发生率约为

75%,且随着患者生存期的延长,骨转移的发生率也逐渐增长。我国暂无关于前列腺癌骨转移发生率的确切报道。

提高生存期和改善生活质量是恶性肿瘤治疗的根本目的。前列腺癌骨转移可导致患者出现骨痛、病理性骨折、脊髓压迫等严重并发症,这与患者的年龄、自身体质、既往治疗情况等多种因素具有相关性。骨转移的出现将对前列腺癌患者的生活质量产生严重影响,甚至缩短生存期。目前,世界各国对前列腺癌骨转移的关注度逐年升高。2012年西班牙颁布了实体瘤骨转移治疗相关的西班牙肿瘤内科学会(Spanish Society of Medical Oncology,SEOM)指南,2014年欧洲肿瘤内科学会(European Society for Medical Oncology,ESMO)颁布了肿瘤患者骨相关事件的临床治疗指南,2016年日本多个肿瘤组织联合颁布了骨转移诊断和治疗指南,2017年加拿大颁布了前列腺癌相关骨健康和骨靶向治疗的临床实践指南。此外,在美国国立综合癌症网络(National Comprehensive Cancer Network,NCCN)、美国泌尿学会(American Urological Association,AUA)、欧洲泌尿学会(European Association of Urology,EAU)颁布的前列腺癌指南中均对骨转移的诊断和治疗进行了详细介绍。中国仅在2014年发布了《恶性肿瘤骨转移及骨相关疾病临床诊疗专家共识》,至今未出版前列腺癌骨转移诊断和治疗的相关指南。为了提高前列腺癌骨转移的诊治效率,规范前列腺癌骨转移相关药物的合理化应用,现以上述国内外指南和共识为基础,结合中国前列腺癌骨转移的相关研究数据,制定适用于中国人群的前列腺癌骨转移合理用药指南。

第二节 前列腺癌骨转移的临床表现

前列腺癌骨转移以中轴骨最为常见，主要发生在胸椎、腰椎、肋骨、骨盆及长骨近端等部位，往往表现为多灶性转移。经组织病理学研究发现，前列腺癌骨转移病灶以成骨性改变为主，约占95%，但在转移性骨病变组织中可出现成骨性和溶骨性并存的现象。在前列腺癌骨转移出现的早期阶段患者可无相关临床症状，但随着疾病的进展，约90%的晚期前列腺癌患者的首发症状是疼痛，通常出现在确诊前几天甚至几个月。此外，患者可出现病理性骨折、肢体活动障碍、脊髓压迫、高钙血症、昏迷、肌无力和麻痹等临床表现。通常在确诊前列腺癌骨转移后约10个月出现首次骨相关事件（SREs），SREs被定义为由肿瘤骨转移引起的骨并发症，主要包括病理性骨折、脊髓压迫、高钙血症、需手术治疗或放射治疗的骨并发症。急性SREs的出现可对患者的生活质量和生存期产生影响。前列腺癌骨转移的发生过程较为复杂，发生机制尚不完全明确，但现已明确与一些信号通路的转导和激活相关，具体包括MET、VEGF、β_2肾上腺素能受体信号通路、雄激素受体信号通路和RANKL信号通路等。

第三节　前列腺癌骨转移的诊断

精确诊断骨转移对前列腺癌的临床分期及方案制订具有重要作用。与其他肿瘤类似,前列腺癌主要依据 TNM 临床分期,但由于前列腺癌具有高度异质性,临床医师发现仅依靠 TNM 分期并不能制订精准、高效的治疗手段,因此,NCCN 通过汇总大量循证医学数据,在 TNM 分期的基础上加入治疗前血清 PSA 水平和活检 Gleason 评分 2 个要素,共同组成前列腺癌预后风险评估模型,该模型在指导前列腺癌评估和系统诊治方面起到重要作用。现有研究发现初诊的前列腺癌患者具有以下任何 1 项指标均可视,为骨转移的高危人群,具体包括:①伴有骨痛或病理性骨折;② PSA≥10ng/ml;③碱性磷酸酶升高;④高钙血症;⑤ Gleason 评分≥8 分;⑥临床分期≥T_3 期(证据级别:Ⅱ;推荐级别:B)。针对高危人群采用适合的检查方式是精确诊断的要点。

由于前列腺癌骨转移以成骨性改变为主,成骨细胞能够使骨基质形成,进而可导致射线不易穿透。但组织学研究已证实,在成骨病灶处可出现破骨活动及存在重吸收腔,表明在所有转移性骨病灶中也存在溶骨性活动的增加。前列腺癌骨转移的诊断需结合患者的临床症状和体征,依靠先进的检查设备才能对骨转移进行精确诊断。此外,一些生物化学标志物也可以辅助诊断。常见检查方法如下:

1. **骨 X 射线平片**　骨 X 射线平片是最快速、最廉价、最可行的检查方法。虽然它的特异性较高,但与骨扫描相比,其敏感性较差,因此,不作为前列腺癌患者的常规检查项目。骨 X 射线平片对诊断急性病理性骨折和脊髓压迫具有一定价值。X 射线平片检查的适用人群包括:① ^{99}Tc-MDP 全身骨显像检查发现的骨质异常需进一步确认的患者;②需要判断是否有骨折或确定骨质破坏程度,评价病理性骨折风险的患者。

2. **计算机断层扫描**　计算机断层扫描(computed tomography,CT)对骨病灶具有更好的三维成像效果并可对皮质进行充分评估。CT 也可作为一种有效方法用于骨转移并发症的评价,包括病理性骨折、软组织肿瘤扩散、手术计划和骨活检。

3. **骨扫描**(^{99}Tc-MDP 全身骨显像)　骨扫描是以 ^{99}Tc 作为同位素,其可在与肿瘤相关的骨高代谢活性的位置聚集。骨扫描对成骨细胞转移的敏感性高,但特异性一般,有可能因为骨疾病(如关节退化或陈旧性骨创伤)导致同位素聚集而出现假阳性结果。骨扫描对溶解性骨转移的发现相对不敏感,如怀疑是溶解性骨转移,建议进行其他影像学检查。

4. **正电子发射计算机断层显像**　在溶骨性转移灶的监测中正电子发射计算机断层显像(positron emission tomography-computed tomography,PET/CT)较骨扫描更加敏感(90% *vs* 35%),但在成骨性转移灶的监测中骨扫描较 PET/CT 更敏感(96% *vs* 6%)。由于前列腺癌骨转移多为成骨性转移且前列腺癌细胞可限制葡萄糖的摄取,PET/CT 并不适用于前列腺癌骨转移的监测。中国回顾性研究也证实了 PET/CT 诊断前列腺癌骨转移的敏感性较高,但可能会漏诊代谢不活跃的小病灶。然而,随着科技的进步,新型 PET/CT 的出现可为临床提供更多的选择。2018年 10 月 Thabo Lengana 等将 ^{68}Ga 前列腺特异性膜抗原(^{68}Ga-prostate-specific membrane antigen,^{68}Ga-PSMA)PET/CT 应用于前列腺癌骨转移的诊断,发现 ^{68}Ga-PSMA PET/CT 具有发现溶解性改变和骨髓损伤的特性,在临床上可明显优于 ^{99}Tc-MDP 骨扫描显像,因此,^{68}Ga-PSMA PET/CT 可能替代传统骨扫描用于监测前列腺癌的早期骨转移病灶,但还需要进一步研究以对上述结论加以证实。

5. 磁共振成像　磁共振成像(magnetic resonance imaging,MRI)是评估骨髓病变的最佳方法,可用于区别仅次于骨折的骨质疏松和病理性骨折,在内脏器官和中轴骨的骨转移诊断中 MRI 优于骨扫描。

6. 骨穿刺活检　骨穿刺活检是有创性检查,对前列腺原发病灶有病理诊断价值。对于骨扫描发现多发骨转移,影像学检查也伴有骨质破坏的患者不必常规进行骨穿刺活检。其适应证主要是:①对骨扫描检查发现的孤立性骨病灶,怀疑为骨转移,但影像学检查没有骨质破坏征象,需通过骨穿刺活检病理确定是否有骨转移;②未行前列腺原发灶或转移灶病理学检查,且已接受内分泌治疗失败的去势抵抗性前列腺癌(castration-resistant prostate cancer, CRPC),影像学检查提示有骨转移,在进行化疗或放疗前需要病理证实。

7. 血清学标志物　血清学标志物检测可用于前列腺癌骨转移的辅助诊断。目前,有意义的血清学检验指标包括前列腺特异性抗原(prostate specific antigen,PSA)、碱性磷酸酶(alkaline phosphatase,ALP)、骨唾液酸糖蛋白(bone sialoprotein,BSP)、人Ⅰ型胶原吡啶交联终肽(collagen type Ⅰ pyridine crosslinking peptide,ICTP)。一项临床对照研究发现 SP、ALP、ICTP 和 PSA 用于前列腺癌骨转移诊断的敏感性分别为 80.95%、57.14%、69.05% 和 71.43%,特异性分别为 72.80%、64.80%、76.80% 和 88.80%。以上 4 种血清学指标联合检测的敏感性可提高至 97.62%,可能有效提高前列腺癌骨转移的阳性预测价值(证据级别:Ⅲ;推荐级别:B)。

第四节　前列腺癌及前列腺癌骨转移的治疗

前列腺癌骨转移的治疗主要包括两个方面,分别为针对前列腺癌原发灶的治疗和针对骨转移灶的治疗。针对前列腺癌原发灶的治疗方法主要包括手术、放疗、内分泌治疗、化疗、免疫治疗以及射频消融治疗等;针对骨转移灶的治疗方法包括骨改良药物治疗、放射性药物治疗、生活方式调整、对症止痛治疗等。本章节聚焦于前列腺癌骨转移相关的合理化用药,因此,不对手术、放疗及射频消融等外科或局部治疗方法进行详细介绍,将主要对前列腺癌全身治疗和前列腺癌骨转移的治疗进行分析,并提出合理化用药指导。

一、前列腺癌的全身治疗

1. **内分泌治疗**　内分泌治疗是前列腺癌最常

用的治疗方法之一,也是晚期前列腺癌的一线治疗方法,能显著延长患者的无进展生存期和总生存期。方法主要包括去势治疗、单一抗雄激素治疗、雄激素完全阻断治疗、雄激素生物合成抑制剂治疗、根治性治疗前新辅助内分泌治疗、间歇内分泌治疗和根治性治疗后辅助内分泌治疗等。内分泌治疗可分为一线和二线内分泌治疗,其中一线内分泌治疗方式主要有去势治疗、单独抗雄激素药物治疗和雄激素完全阻断治疗。

(1) 去势治疗(ADT):可抑制雄激素生成,降低体内的雄激素水平,去除雄激素对前列腺癌细胞生长的刺激作用。主要方法包括手术去势(双侧睾丸切除术)和药物去势(LHRH 类似物、雌激素),适用范围是:①转移性前列腺癌;②局限早期前列腺癌或局部进展前列腺癌,无法行根治性前列腺切除术或放疗;③根治性前列腺切除术或根治性放疗前的新辅助内分泌治疗;④配合放疗的辅助内分泌治疗;⑤治愈性治疗后局部复发、转移;⑥雄激素非依赖期的雄激素持续抑制。具体药物及用法用量见表 3-1(证据级别:Ⅰ;推荐级别:A)。

(2) 抗雄激素治疗(AAM):可与内源性雄激素在靶器官上竞争受体结合,在胞质内通过与二氢睾酮受体结合,抑制二氢睾酮进入细胞核,从而阻断雄激素对前列腺癌细胞的作用,主要适用于局部晚期且无远处转移的前列腺癌,即分期为 $T_{3-4}N_xM_0$。根据化学结构不同,可分为类固醇和非类固醇两类。具体药物及用法用量见表 3-2(证据级别:Ⅰ;推荐级别:A)。

表 3-1　去势治疗

分类	药物名称	作用机制	用法用量	注意事项	备注
促性腺激素释放激素类似物（GnRH-A）	亮丙瑞林（leuprorelin）	GnRH 作用于腺垂体，分泌促黄体生成素（LH）和卵泡刺激素（FSH）。LH 作用于睾丸间质，分泌睾酮；FSH 作用于睾丸支持细胞，产生雄激素合成蛋白。GnRH-A 与垂体的亲和力强，首次应用后 LH 的释放可暂时增加 15~20 倍，睾丸分泌睾酮也随之增加，但很快 LH 耗竭，	3.75mg，皮下注射，每 4 周 1 次	用药后血清睾酮水平暂时上升，使患者的病情可能在短期内恶化，4 周后恢复至原有水平，然后睾酮水平逐渐下降至去势水平	GnRH-A 是晚期前列腺癌药物去势的标准治疗方法之一。对于已有骨转移脊髓压迫的患者，应慎用 LHRH，可选择睾酮迅速降低的手术去势

续表

分类	药物名称	作用机制	用法用量	注意事项	备注
促性腺激素释放激素类似物(GnRH-A)	戈舍瑞林(goserelin)	血中的LH降至极低水平,导致睾丸分泌睾酮降至去势水平	3.6mg,皮下注射,每4周1次	可出现一过性临床症状加重(尤其是骨痛),在治疗初期应密切监护,尤其对有尿路梗阻和椎骨转移的患者	
	曲普瑞林(triptorelin)		3.75mg,肌内注射,每4周1次。在肌内注射前开始皮下注射每天0.1mg,连用7天		
	布舍瑞林(buserelin)		500μg/次,皮下注射,tid,连用7天 维持:100~200μg/次,鼻腔喷入,tid		开始时皮下注射(配合使用氟他胺),维持治疗采用鼻腔喷入

续表

分类	药物名称	作用机制	用法用量	注意事项	备注
GnRH受体拮抗剂	地加瑞利 (degarelix)	与脑垂体GnRH受体快速可逆性地结合,减少促性腺激素和睾酮的释放	第1个月200或240mg,皮下注射,然后60或80mg,每月1次		
雌激素	己烯雌酚 (diethylstilbestrol)	通过下丘脑水平的反馈调节,抑制垂体促性腺激素的分泌,使LHRH和LH的产生降低,从而使睾丸分泌睾酮下降	开始时1~3mg/d,依据病情递增而后递减,维持量为1mg/d,连用2~3个月	心脑血管方面不良反应的发生率高	目前很少用于一线治疗,常用于二线治疗

表 3-2　抗雄激素治疗

分类	药物名称	作用机制	用法用量	注意事项	备注
类固醇类	醋酸环丙孕酮（cyproterone acetate）	抑制促黄体激素的释放及封闭雄激素受体，阻断 5α-还原酶而降低前列腺双氢睾酮浓度	100mg，口服，2~3 次 /d	不良反应包括性欲降低和勃起功能障碍	服药 6~12 个月后血清睾酮水平逐渐回升，但可通过小剂量己烯雌酚（0.1mg/d）预防
	醋酸甲地孕酮（megestrol acetate）		40mg，口服，2~4 次 /d；或 160mg，口服，1 次 /d 3 个月后改为维持剂量 40mg，2 次 /d		
非类固醇类	氟他胺（flutamide）	通过封闭睾酮和二氢睾酮与其细胞内受体结合而发挥作用，还能封闭睾酮对促性腺激素分泌的抑制作用	250mg，口服，每日 3 次	适用于希望保持性能力的患者；通常与 GnRH-A 联合使用	第一代抗雄激素药物

续表

分类	药物名称	作用机制	用法用量	注意事项	备注
非类固醇类	比卡鲁胺 (bicalutamide)		单药应用:150mg,口服,每日1次 联合应用:50mg,口服,每日1次		
	尼鲁米特 (nilutamide)		诱导剂量为300mg,口服,每日1次,连续4周 维持剂量为150mg/d,1次服用或分次服用		
	恩杂鲁胺 (enzalutamide)		160mg,口服,每日1次	适用于多西他赛治疗失败的转移性去势抵抗性前列腺癌患者	第二代抗雄激素药物,中国未上市

（3）雄激素生物合成抑制剂治疗：醋酸阿比特龙可通过抑制雄激素合成途径的关键酶 CYP17，从而抑制睾丸、肾上腺和前列腺癌细胞的雄激素合成，适用于无症状或轻微症状的转移性去势抵抗性前列腺癌（mCRPC），或不适合化疗的症状性 mCRPC 患者的一线治疗，以及化疗后有病情进展的 mCRPC 患者的一线治疗。在 COU-AA-301 研究中，对于多西他赛化疗后病情进展的 mCRPC 患者，醋酸阿比特龙联合泼尼松组的中位生存期为 15.8 个月，相比对照组延长了 4.6 个月，死亡风险降低了 26%。在 COU-AA-302 研究终期分析中，对于无症状或轻微症状的 mCRPC 患者，醋酸阿比特龙联合泼尼松组和对照组的中位生存期为 34.7 和 30.3 个月，治疗组将中位生存期延长了 4.4 个月，死亡风险降低了 19%。具体药物及用法用量见表 3-3（证据级别：Ⅰ；推荐级别：A）。

表 3-3　雄激素生物合成抑制剂治疗

药物名称	用法用量	适应证	备注
醋酸阿比特龙（abiraterone acetate）	1 000mg，口服，每日 1 次（空腹服用在服药前至少 2 小时和服药后至少 1 小时不应进食）泼尼松 5mg，bid，口服	与泼尼松联用治疗既往接受含多西他赛化疗失败的转移性去势抵抗性前列腺癌患者	2015 年中国 CFDA 批准用于转移性 CRPC 患者

(4) 雄激素完全阻断治疗(CAB)：又称为最大雄激素阻断(MAB)，去势治疗和抗雄激素药物治疗联合应用，可同时去除睾丸来源和肾上腺来源的雄激素。PCTCG 荟萃分析和日本的随机对照双盲多中心Ⅲ期临床研究均显示 LHRHa 联合比卡鲁胺抗雄激素药物的 CAB 治疗方案较单纯 LHRHa 去势治疗能不同程度地降低晚期前列腺癌患者的死亡风险、延长其无进展生存期。近年来，美国 NCCN 指南和欧洲 EAU 指南认为比卡鲁胺联合去势治疗能改善 5%~20% 患者的总生存期(证据级别：Ⅰ；推荐级别：A)。

(5) 根治性治疗前新辅助内分泌治疗(NHT)：适用于 T_2、T_{3a} 期。方法是 LHRH 类似物联合抗雄激素药物的 CAB，也可单用 LHRH 类似物或抗雄激素药物，但联合 CAB 的疗效更佳。新辅助治疗的时间为 3~9 个月(证据级别：Ⅱ；推荐级别：B)。

(6) 间歇内分泌治疗(IHT)：可延长肿瘤进展到激素非依赖期的时间，适用于无法行根治性手术或放疗的局限前列腺癌、局部晚期患者(T_3~T_4 期)、转移前列腺癌、病理切缘阳性、根治术或局部放疗后复发。多采用 CAB 方法，也可用药物去势。国内推荐停药标准为 PSA 也可用药物去势后，持续 3~6 个月。国内推荐当 PSA>4ng/ml，开始新一轮治疗(证据级别：Ⅱ；推荐级别：B)。

(7) 根治性治疗后辅助内分泌治疗：目的是治疗切缘残余病灶、残余的阳性淋巴结、微小转移病灶等。适应证包括根治术后病理切缘阳性、术后病理淋巴结阳性、病理分期为 T_3 期或≤T_2 期但伴高危因素（Gleason 评分 >7 分，PSA>20ng/ml）、局部晚期前列腺癌根治性放疗后。方法包括 CAB、药物或手术去势、抗雄激素治疗。建议术后或放疗后即刻开始，最短时间应为 18 个月（证据级别：Ⅱ；推荐级别：A）。

（8）抗雄激素撤退治疗：接受抗雄激素治疗的患者，雄激素受体基因可能发生突变，导致受体的特异性降低，抗雄激素药物反而作为激动剂激活下游通路，最终导致治疗失败。此时如停用抗激素药物，约 1/4 的患者可出现 3~5 个月的 PSA 下降和病灶改善（证据级别：Ⅱ；推荐级别：B）。

2. **化学治疗**　化疗是转移性去势抵抗性前列腺癌（CRPC）的重要治疗手段，常用药物包括紫杉类、米托蒽醌、多柔比星、表柔比星、雌莫司汀、环磷酰胺、去甲长春地辛、顺铂和氟尿嘧啶。紫杉类现已成为转移性前列腺癌内分泌治疗失败的标准一线化疗药物。然而，晚期前列腺癌单药化疗效果不佳，目前推荐联合用药方案，具体化疗药物及方案见表 3-4。

3. **免疫治疗**　Sipuleucel-T（Provenge）是目前唯一应用于前列腺癌临床治疗的自身肿瘤疫苗，主要适应证是无症状或轻微症状、无肝转移、预期寿命 >6 个月、一般情况良好的 CRPC 患者。制备过程是首先从患者体内分离出抗原呈递细胞，在体外进行扩增并在前列腺酸性磷酸酶（PAP）中孵育活化，然后回输至患者体内，诱导产生针对前列腺癌的特异性免疫反应而达到治疗肿瘤的目的。在Ⅲ期临床研究中，人们发现与安慰剂相比，Sipuleucel-T 可延长 CRPC 患者约 4 个月的生存时间，3 年生存率为

表 3-4 晚期前列腺癌的化疗方案

方案名称	具体化疗药物及剂量	备注
DP 方案	多西他赛 60~75mg/m², 静脉注射, 第 1 天 泼尼松 5mg, 口服, 每日 2 次, 第 1~21 天 每 21 天为 1 个周期	TAX327 研究证实与米托蒽醌相比, 接受多西他赛 3 周方案治疗的患者的中位生存期显著延长 (18.9 个月 vs 16.5 个月, P=0.009), PSA 反应率 (45% vs 32%, P<0.001) 和骨痛缓解率 (35% vs 22%, P=0.02) 显著提高 (证据级别: Ⅱ; 推荐级别: A)
MP 方案	米托蒽醌 10~12mg/m², 静脉注射, 第 1 天 泼尼松 5mg, 口服, 每日 2 次, 第 1~21 天 每 21 天为 1 个周期	对有症状的激素抵抗性前列腺癌, 与单药泼尼松相比, 米托蒽醌联合泼尼松可显著缓解骨痛 (29% vs 12%, P=0.01), 但总生存期未见明显延长
EMP 方案	雌莫司汀 600mg/(m²·d), 分 2 次口服, 共 3~4 个月	具有烷化剂和激素双重作用
CFP 方案	顺铂 50mg/m², 静脉滴注, 第 1 天 环磷酰胺 500mg/m², 静脉滴注, 第 1 天 氟尿嘧啶 500mg/m², 静脉滴注, 第 1 天 每 21 天为 1 个周期	

续表

方案名称	具体化疗药物及剂量	备注
EEM 方案	VP-16 50mg/(m^2·d),口服,第 1~14 天 EM 15mg/(kg·d),口服,第 1~21 天 每 4 周为 1 个周期,可连续进行至疾病进展	
NE 方案	去甲长春碱 25mg/m^2,静脉注射,第 1,8 天 雌莫司汀 280mg,口服,每日 3 次,第 1~14 天 每 21 天为 1 个周期	
FAM 方案	多柔比星 50mg/m^2,静脉滴注,第 1 天 丝裂霉素 5mg/m^2,静脉滴注,第 1~2 天 氟尿嘧啶 750mg/m^2,静脉滴注,第 1~2 天 每 21 天为 1 个周期	
CP 方案	卡巴他赛(cabazitaxel)25mg/m^2,静脉注射,第 1 天 泼尼松 5mg,口服,每日 2 次,第 1~21 天 每 21 天为 1 个周期	TROPIC 研究显示与米托蒽醌相比,卡巴他赛对多西他赛失败的 CRPC 患者疗效更优,PSA 缓解率为 39.2%,中位 PFS 为 2.8 个月,OS 为 15.1 个月。FIRSTANA 研究显示对既往未接受化疗的转移性 CRPC 患者,卡巴他赛在 OS 和 PFS 方面均不优于多西他赛(证据级别:II;推荐级别:A)。卡巴他赛暂未在中国上市

31.7%。但不推荐用于疾病进展迅速、有肝转移灶或预期生存期 <6 个月的患者(证据级别：Ⅱ；推荐级别：B)。

二、前列腺癌骨转移的治疗

目前,在临床上以前列腺癌骨转移灶为靶点的药物主要是骨改良药物和放射性药物,其中骨改良药物(bone-modifying agents,BMAs)包括双膦酸盐类药物和地诺单抗,而放射性药物包括释放 β 粒子的锶(strontium-89,^{89}Sr)和钐(samarium-153,^{153}Sm),以及释放 α 粒子的镭(radium-223,^{223}Ra)。

1. 骨改良药物

(1)双膦酸盐(bisphosphonates,BPs)类药物：BPs 是预防和治疗骨转移相关并发症最常用的药物,具体分类及用法用量见表 3-5。BPs 可降低或延迟骨转移的发生率,推荐一旦经放射线技术诊断为骨转移应尽快开始治疗,甚至是无症状的患者(证据级别：Ⅰ；推荐级别：A)。

(2)地诺单抗(denosumab,D-mab)：地诺单抗是一种特异性 NF-κB 受体激活蛋白配体(RANKL)的完全性人单克隆抗体,能够抑制破骨细胞活化,减少骨吸收和肿瘤相关性骨破坏,可能具有打破由骨转移和破骨细胞活化引起的恶性循环的作用,适用于转移性去势抵抗性前列腺癌伴骨转移的患者。Fizazi 等研究证实在 CRPC 骨转移患者中地诺单抗预防 SREs 优于唑来膦酸。他们发现与唑来膦酸相比,地诺单抗可延迟首次发生 SREs 的时间,其中位数分别为 17.1 和 20.7 个月($P=0.008$)。另一项Ⅲ期临床研

表 3-5 双膦酸盐类药物

分类	药物名称	用法用量	适应证
第一代 BPs	氯膦酸盐（clodronate）	静脉滴注：3~5mg/（kg·d） 口服：每次 1 200mg，每天 2 次	癌症引起的溶骨性骨转移及骨质疏松症，高钙血症
	依替膦酸盐（etidronate）	口服：一次 0.2g，一日 2 次，两餐间服用	绝经后骨质疏松症和增龄性骨质疏松症
新的含氮双膦酸盐（N-BPs）	阿仑膦酸钠（alendronate）	推荐剂量为每周 1 次，一次 1 片 70mg；或每天 1 次，一次 1 片 10mg 治疗男性骨质疏松症以增加骨量：推荐剂量为每天 1 次，一次 1 片 10mg。作为一种选择，每周 1 次，一次 1 片 70mg 也可以考虑	①预防和治疗骨质疏松症，如治疗绝经后妇女的骨质疏松症，应用肾上腺皮质激素所致的骨质疏松症及男性骨质疏松症。②预防脊椎骨折，如脊椎压缩性骨折等。③治疗变形性骨炎（Paget 病）和各种原因引起的高钙血症。④对治疗恶性肿瘤相关骨转移性骨痛有一定疗效
	伊班膦酸盐（ibandronate）	治疗前必须给患者用生理盐水充分水化，应同时考虑高钙血症的严重程度和肿瘤类型。对大多数严重高钙血症患者（白蛋白纠正	治疗肿瘤引起的病理性血钙升高（高钙血症）

续表

分类	药物名称	用法用量	适应证
新的含氮双膦酸盐(N-BPs)	伊班膦酸盐(ibandronate)	的血清钙浓度≥3mmol/L),单次 4mg 的剂量是足够的;对中度高钙血症患者(白蛋白纠正的血清钙浓度≤3mmol/L),单次 2mg 有效。临床试验中的最高单次剂量为 6mg,但并未提高疗效	
	帕米膦酸钠(pamidronate)	严禁静脉注射 滴注速度不应超过 60mg/h。滴注液的最大浓度为 90mg/250ml,正常情况下,90mg 稀释于 250ml 注射液中,应滴注 2 小时以上 治疗多发性骨髓瘤和肿瘤引起的高钙血症时,药物推荐浓度不应超过 90mg/500ml,滴注时间超过 4 小时	肿瘤引起的高钙血症,乳腺癌溶骨性骨转移和多发性骨髓瘤骨质溶解
	唑来膦酸(zoledronic acid)	每次 4mg,静脉滴注,滴注时间应不少于 15 分钟,每 3~4 周给药 1 次	恶性肿瘤溶骨性骨转移引起的疼痛 首个也是惟一一个批准用于 CRPC 患者的双膦酸盐,其可降低 SREs 的发生率 (证据级别:Ⅱ;推荐级别:A)

究显示地诺单抗可通过改变骨微环境而延缓前列腺癌发生骨转移。结果显示，与安慰剂相比，地诺单抗延长了无骨转移生存时间 4.3 个月（25.2 个月 *vs* 29.5 个月，$P=0.028$），但两组患者的总生存期相似（43.9 个月 *vs* 44.8 个月，$P=0.91$），而地诺单抗组发生下颌骨坏死及低钙血症的风险均高于安慰剂组。此外，Smith MR 等在对非转移性 CRPC 人群的研究中发现短期内 PSA 倍增的患者是出现骨转移的高危人群，地诺单抗可持续性改善 PSA 倍增患者的无骨转移生存期（BMFS），特别是对于可疑疾病进展的高危患者效果最佳。目前，地诺单抗暂未在中国上市。

基于上述研究结果，推荐唑来膦酸和地诺单抗均可用于出现骨转移的 CRPC 患者，并可以预防骨相关事件的发生（证据级别：Ⅱ；推荐级别：A）。唑来膦酸和地诺单抗的临床应用需根据患者的肾功能情况进行调整，具体方法见图 3-1。唑来膦酸和地诺单抗治疗骨质疏松症和骨转移的推荐剂量见表 3-6。

表 3-6　唑来膦酸和地诺单抗治疗骨质疏松症和骨转移的推荐剂量

药物	指征	推荐剂量	备注
唑来膦酸	骨质疏松症	5mg，静脉输注，每年 1 次	治疗期间需每日补充 1 000mg 钙和 400IU 以上的维生素 D；对年龄超过 65 岁以上的老人，应该使用肌酐清除率（CrCl）而不是血肌酐（SCr）；唑来膦酸和地诺单抗不能同时使用
	骨转移	4mg，静脉输注，每 3~4 周 1 次	
地诺单抗	骨质疏松症	60mg，皮下注射，每 6 个月 1 次	
	骨转移	120mg，皮下注射，每 4 周 1 次	

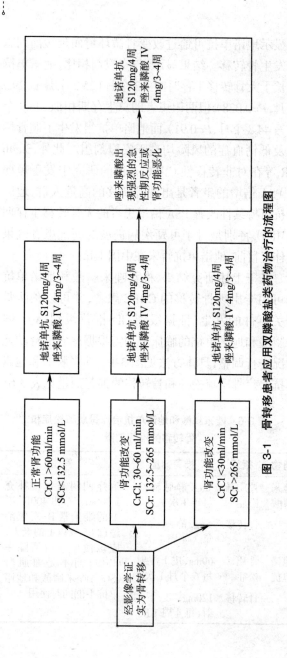

图 3-1 骨转移患者应用双膦酸盐类药物治疗的流程图

2. 放射性药物

（1）释放 β 粒子的 ^{89}Sr 和 ^{153}Sm：核素治疗是前列腺癌骨转移的一种有效减轻疼痛、改善症状的治疗手段。^{89}Sr 和 ^{153}Sm 主要应用于治疗成骨性骨转移，两者治疗前列腺癌骨转移所致的疼痛疗效相似，为 60%~80%，但在疼痛缓解时间、不良反应、重复应用的时间间隔等方面略有不同。^{89}Sr 能聚集在有活性成骨组织的骨转移灶内，是一种有效的骨肿瘤的内照射治疗剂。治疗作用主要是利用所发射的 β 射线杀死癌细胞，进而达到镇痛效果。^{89}Sr 所发射的纯 β 射线的能量为 1.46MeV，半衰期为 50.5 天。在注射后可快速被骨摄取，在正常骨内的生物半衰期为 14 天，在骨转移灶内的生物半衰期 >50 天。^{153}Sm 是一种放射性核素，由中子轰击浓缩的钐（^{152}Sm）氧化物而来，用于患有成骨性骨转移、核素骨扫描显示有放射性浓聚灶的患者的疼痛治疗。^{153}Sm 可同时发射 β 和 γ 射线。^{153}Sm 的趋骨性极低，其与乙二胺四亚甲基膦酸（EDTMP）螯合后形成的新复合物 ^{153}Sm-EDTMP 具有较高的趋骨性。在骨转移灶中 ^{153}Sm-EDTMP 的浓度是正常骨组织的 5 倍，使得肿瘤细胞可持续暴露于较高辐射剂量的 β 射线下达到局部治疗的目的。核素治疗最常见的不良反应为骨髓抑制。

（2）释放 α 粒子的 radium-223：radium-223 是一种 α 粒子辐射放射性治疗药物，其活性部分模拟了钙离子，通过与骨骼中的羟基磷灰石（HAP）形成复合物，选择性地靶向骨骼，尤其是骨转移区域。ALSYMPCA 研究结果显示，与安慰剂相比，radium-

223 治疗组患者的中位 OS 延长了 3.6 个月（14.9 个月 *vs* 11.3 个月，$P=0.000\ 07$），死亡风险降低 30.5%，至首次 SREs 的时间延迟 5.8 个月（15.6 个月 *vs* 9.8 个月，$P<0.000\ 1$）。亚组分层提示，无论患者是否接受过多西他赛化疗或是否接受过双膦酸盐治疗，均可从 radium-223 治疗中获益。推荐 radium-223 用于治疗晚期伴骨转移的 CRPC 患者（证据级别：Ⅱ；推荐级别：A）。前列腺癌骨转移的相关放射性药物具体见表 3-7。

表 3-7　前列腺癌骨转移的相关放射性药物

分类	药物名称	用法用量
释放 β 粒子	^{89}Sr	1.48MBq/kg（40μCi/kg）
		92.5~137MBq/ 人（2.5~4.0mCi/ 人）
	^{153}Sm-EDTMP	推荐剂量为 $(0.5~1.0)×37$MBq/kg
		根据体重确定[$(0.5~1.0)×37$MBq/kg]
		注射前应饮用 500ml 水
释放 α 粒子	radium-223	50kBq/kg，静脉注射，每 4 周给药 1 次，共 6 次

3. 其他治疗方法

（1）生活方式调整

1）饮食方面：对无高钙血症的患者建议进食高钙食物（如乳品、绿叶蔬菜）或补充钙剂，每日钙摄入量约 1 200mg。在补钙的同时，建议通过每天日晒 15~30 分钟、进食富含维生素 D 的食物（如富含脂类的鱼、油、肝脏、强化乳品和谷类）补充每日维生素 D

的摄入量或补充维生素 D（400~800IU/d）。

2）加强锻炼：可根据健康状态和年龄选择适当的负重性体力锻炼，以增强骨骼和肌肉的强度。

3）改变不良生活习惯：如戒烟、降低饮酒量、避免咖啡因摄入。

（2）止痛药物治疗：止痛药物治疗是缓解前列腺癌骨转移疼痛的主要方法之一。止痛药物治疗应遵循 WHO 癌痛治疗的基本原则进行。首选口服及无创给药途径，依照阶梯给药、按时给药和个体化给药原则，同时注意具体用药细节。

（3）多学科协作诊疗（MDT）：目前对于前列腺癌骨转移的治疗推荐进行 MDT，MDT 需要泌尿外科、肿瘤科、放疗科、骨外科、病理科、放射诊断科和姑息性治疗等领域的专家共同参与，最终为前列腺癌骨转移患者的临床诊治提供准确的指导意见。

（郭放　谢晓冬）

参 考 文 献

[1] SIEGEL R L, MILLER K D, JEMAL A. Cancer statistics, 2017. CA Cancer J Clin, 2017, 67（1）：7-30.

[2] GILLESSEN S, ATTARD G, BEER T M, et al. Management of patients with advanced prostate cancer：the report of the advanced prostate cancer consensus conference APCCC 2017. Eur Urol, 2018, 73（2）：178-211.

[3] CHEN W, ZHENG R, ZHANG S, et al. Cancer incidence and mortality in China in 2013：an analysis based on urbanization level. Chin J Cancer Res, 2017, 29（1）：1-10.

[4] NANDANA S,TRIPATHI M,DUAN P,et al. Bone Metastasis of prostate cancer can be therapeutically targeted at the TBX2-WNT signaling axis. Cancer Res,2017,77(6):1331-1344.

[5] SHIBATA H,KATO S,SEKINE I,et al. Diagnosis and treatment of bone metastasis:comprehensive guideline of the Japanese Society of Medical Oncology,Japanese Orthopedic Association,Japanese Urological Association,and Japanese Society for Radiation Oncology. ESMO Open,2016,1(2): e000037.

[6] CASSINELLO ESPINOSA J,GONZÁLEZ DEL ALBA BAAMONDE A,RIVERA HERRERO F,et al. SEOM guidelines for the treatment of bone metastases from solid tumours. Clin Transl Oncol,2012,14(7):505-511.

[7] COLEMAN R,BODY J J,AAPRO M,et al. Bone health in cancer patients:ESMO Clinical Practice Guidelines. Ann Oncol,2014,25(Suppl 3):124-137.

[8] ALIBHAI SMH,ZUKOTYNSKI K,WALKER-DILKS C,et al. Bone health and bone-targeted therapies for prostate cancer: a programme in evidence-based care-cancer care ontario clinical practice guideline. Clin Oncol(R Coll Radiol),2017, 29(6):348-355.

[9] MORRISSEY C,ROUDIER M P,DOWELL A,et al. Effects of androgen deprivation therapy and bisphosphonate treatment on bone in patients with metastatic castration-resistant prostate cancer:results from the University of Washington Rapid Autopsy Series. J Bone Miner Res,2013,28(2):333-340.

[10] YAHARA J,NOGUCHI M,NODA S. Quantitative evaluation of bone metastases in patients with advanced prostate cancer during systemic treatment. BJU Int,2003,92(4):379-383.

[11] GÉCZI L,SINKOVICS I. Bone-targeted treatment in prostate

cancer. Magy Onkol, 2014, 58(3):199-203.

[12] 殷昭阳, 施明, 高江平. 前列腺癌骨转移信号通路的研究进展. 解放军医学院学报, 2017, 38(3):239-241.

[13] ATTARD G, PARKER C, EELES R A, et al. Prostate cancer. Lancet, 2015, 387(10013):70-82.

[14] 中国抗癌协会癌症康复与姑息治疗专业委员会(CRPC), 中国抗癌协会临床肿瘤学协作专业委员会(CSCO). 恶性肿瘤骨转移及骨相关疾病临床诊疗专家共识(2014版). 北京:北京大学医学出版社, 2014.

[15] 宋乐, 袁慧书, 张卫方. 前列腺癌骨转移 ^{18}F-FDG PET/CT 临床应用分析. 临床放射学杂志, 2016, 35(5):768-771.

[16] WEI R J, LI T Y, YANG X C, et al. Serum levels of PSA, ALP, ICTP, and BSP in prostate cancer patients and the significance of ROC curve in the diagnosis of prostate cancer bone metastases. Genet Mol Res, 2016, 15(2):1-9.

[17] 那彦群, 叶章群, 孙颖浩, 等. 中国泌尿外科疾病诊断治疗指南手册:2014 版. 北京:人民卫生出版社, 2014.

[18] 陈振东, 王雅杰, 唐金海, 等. 肿瘤综合治疗学. 合肥:安徽科学技术出版社, 2015.

[19] FIZAZI K, SCHER H I, MOLINA A, et al. Abiraterone acetate for treatment of metastatic castration-resistant prostate cancer:final overall survival analysis of the COU-AA-301 randomised, double-blind, placebo-controlled phase 3 study. Lancet Oncol, 2012, 13(10):983-992.

[20] RYAN C J, SMITH M R, FIZAZI K, et al. Abiraterone acetate plus prednisone versus placebo plus prednisone in chemotherapy-naive men with metastatic castration-resistant prostate cancer(COU-AA-302):final overall survival analysis of a randomised, double-blind, placebo-controlled phase 3 study. Lancet Oncol, 2015, 16(2):152-160.

[21] IIDA K. Monotherapy versus combined androgen blockade for advanced/metastatic prostate cancer. Gan To Kagaku

Ryoho,2011,38(13):2553-2557.

[22] KELLY W K,SCHER H I. Prostate specific antigen decline after antiandrogen withdrawal:the flutamide withdrawal syndrome. J Urol,1993,149(3):607-609.

[23] TANNOCK I F,DE WIT R,BERRY W R,et al. Docetaxel plus prednisone or mitoxantrone plus prednisone for advanced prostate cancer. N Engl J Med,2004,351(15): 1502-1512.

[24] NDIBE C,WANG C G,SONPAVDE G. Corticosteroids in the management of prostate cancer:a critical review. Curr Treat Options Oncol,2015,16(2):6.

[25] DE BONO J S,OUDARD S,OZGUROGLU M,et al. Prednisone plus cabazitaxel or mitoxantrone for metastatic castration-resistant prostate cancer progressing after docetaxel treatment:a randomised open-label trial. Lancet, 2010,376(9747):1147-1154.

[26] OUDARD S,FIZAZI K,SENGELØV L,et al. Cabazitaxel versus docetaxel as first-line therapy for patients with metastatic castration-resistant prostate cancer:a randomized phase Ⅲ trial-FIRSTANA. J Clin Oncol,2017,35(28): 3189-3197.

[27] 石远凯,孙燕. 临床肿瘤内科手册. 北京:人民卫生出版社,2015.

[28] FIZAZI K,CARDUCCI M,SMITH M,et al. Denosumab versus zoledronic acid for treatment of bone metastases in men with castration-resistant prostate cancer:a randomised, double-blind study. Lancet,2011,377(9768):813-822.

[29] SMITH M R,SAAD F,COLEMAN R,et al. Denosumab and bone-metastasis-free survival in men with castration-resistant prostate cancer:results of a phase 3,randomised,placebo-controlled trial. Lancet,2012,379(9810):39-46.

[30] SMITH M R,SAAD F,OUDARD S,et al. Denosumab and

bone metastasis-free survival in men with nonmetastatic castration-resistant prostate cancer: exploratory analyses by baseline prostate-specific antigen doubling time. J Clin Oncol, 2013, 31(30): 3800-3806.

[31] HOSKIN P, SARTOR O, O'SULLIVAN J M, et al. Efficacy and safety of radium-223 dichloride in patients with castration-resistant prostate cancer and symptomatic bone metastases, with or without previous docetaxel use: a prespecified subgroup analysis from the randomised, double-blind, phase 3 ALSYMPCA trial. Lancet Oncol, 2014, 15(12): 1397-1406.

第四章

肺癌骨转移

第一节　肺癌骨转移的流行病学

一、肺癌的发病率与死亡率

2019 年 1 月,国家癌症中心发布了最新一期的全国癌症统计数据,按发病人数顺位排序,肺癌位居全国恶性肿瘤发病首位,2015 年中国大陆地区新发肺癌病例约为 78.7 万,发病率 57.26/10 万。按死亡人数顺位排序,肺癌位居全国恶性肿瘤死亡人数首位,2015 年中国大陆地区因肺癌死亡人数约为 63.1 万例,死亡率 45.87/10 万。

二、肺癌骨转移的发生率

肺癌中晚期肺癌的比例约为 57%,骨转移的发生率为 14%~40%。有研究报道,晚期非小细胞肺癌(NSCLC)患者初诊骨转移的发生率可达 48%,广泛期小细胞肺癌(SCLC)患者初诊骨转移的发生率达 40%。特别值得指出的是,存在驱动基因阳性(如表皮生长因子受体 EGFR、间变性淋巴瘤激酶 ALK)的 NSCLC 患者接受相应的靶向治疗后总生存期(OS)显著延长,靶向药物的出现使得晚期 EGFR 阳性和 ALK 阳性肺癌骨转移的发生率分别高达 54% 及

46%。

三、肺癌骨转移的发生部位

肺癌骨转移最常见的 4 个发生部位分别为脊柱（46%）、肋骨（20%）、骨盆（18%）和股骨（6%）。

四、肺癌骨转移预测因子及预后

TNM 分期高（T_4 和 N_3）的 NSCLC 患者发生骨转移的风险显著升高。另外，骨唾液酸糖蛋白（BSP）高表达或者血清 I 型胶原氨基末端交联肽（NTX）高水平的 NSCLC 患者骨转移的风险显著升高。

晚期 NSCLC 骨转移患者的中位 OS 为 5.8 个月。有研究报道，体能状态评分（ECOG-PS）差、鳞癌、未经 EGFR-TKI 治疗等为 NSCLC 骨转移预后差的独立危险因素。

第二节 肺癌骨转移引起的
骨相关事件

一、肺癌骨转移 SREs 发生率

国外研究发现，NSCLC 和 SCLC 骨转移患者 1 年内 SREs 的发生率分别约为 55% 和 48%，其中最常见的 SREs 分别是骨放射治疗（67%）、脊髓压迫（21%）和病理性骨折（8%）。中国研究也有类似的研究结果，中国肺癌骨转移患者最常见的 SREs 分别为骨放射治疗（58.0%）、脊髓压迫（35.4%）和骨手术（24.0%）。

二、肺癌骨转移 SREs 预测因素及预后

有研究报道,NSCLC 骨转移患者 SREs 的发生率随治疗时间的延长而升高。另外,NSCLC 骨转移患者 SREs 的发生与骨转移数目呈显著正相关。也有研究提示,吸烟史、肺非腺癌、ECOG-PS≥2 分、未经 EGFR-TKI 治疗是发生 SREs 的独立危险因素。在骨代谢生化标志物方面,基线高水平的骨碱性磷酸酶(BALP)或者基线高水平的尿 NTX 患者发生 SREs 的风险显著增高。

肺癌诊断骨转移后到发生 SREs 的中位时间约为 9.5 个月。有研究报道,晚期 NSCLC 骨转移患者发生 SREs 后,其中位 OS 为 3.7 个月。

第三节　肺癌骨转移的诊断

若肺癌患者出现高钙血症(HCM)、血清碱性磷酸酶或乳酸脱氢酶升高、病理性骨折或骨痛,则应怀疑骨转移。对怀疑有骨转移的肺癌患者推荐其进行以下检查,以帮助明确诊断(证据级别:Ⅱ;推荐级别:B)。

1. 骨扫描检查。

2. 对有条件的患者可以考虑推荐 PET/CT,对有症状且高度怀疑骨转移但 PET/CT 阴性的患者再行骨扫描检查。

3. 对骨扫描检查 /PET/CT 阳性的部位行 X 射线 /CT/MRI 检查进一步证实。

4. 患者还应该进行全血细胞计数、肌酐、电解

质、肝功能、血清钙等生化指标检查。

若肺癌患者没有出现高钙血症（HCM）、血清碱性磷酸酶或乳酸脱氢酶升高、病理性骨折或骨痛，仍然推荐患者按照上述检查流程操作，以便于完善分期，指导进一步治疗（证据级别：Ⅴ；推荐级别：C）。

对于初诊为肺癌、完善分期后为晚期且无骨转移的患者，可每6或12个月重新评价是否有骨转移（证据级别：Ⅴ；推荐级别：C）。

第四节　肺癌骨转移的治疗

一、治疗目标

主要目标：缓解疼痛，恢复功能，改善生活质量。

次要目标：预防或延缓 SREs 的发生。

二、治疗原则

1. 对于肺癌任何部位存在骨转移的患者，不论患者是否有骨痛症状，在抗肿瘤治疗（包括化疗及靶向治疗等）的基础上均可使用双膦酸盐（首选唑来膦酸）进行治疗，以预防或推迟 SREs 的发生。

2. 假如患者有骨痛，应根据疼痛评分及骨转移部位选择双膦酸盐＋止痛药 ± 放射治疗。

3. 对于骨转移灶骨质破坏严重、有可能引起病理性骨折或脊髓压迫的患者，可行预防性手术治疗。对于已经发生病理性骨折或脊髓压迫的患者，须行治疗性手术治疗。

4. 对于 NSCLC 单一骨转移的患者,在原发肿瘤得到彻底控制后,可对骨转移灶行手术治疗或放射治疗。

三、内科治疗

本部分所涉及的内科治疗主要是针对双膦酸盐及地诺单抗的阐述,对于肺癌骨转移患者应按照指南和共识(《NCCN 临床实践指南:非小细胞肺癌》《NCCN 临床实践指南:小细胞肺癌》《中国晚期原发性肺癌诊治专家共识》)进行抗肿瘤治疗,对于骨痛患者使用止痛药,应按照《成人癌痛临床实践指南(中国版)》进行规范治疗。

1. 双膦酸盐

(1)治疗 SREs 及骨痛:一项国际、多中心、随机、双盲、安慰剂对照的Ⅲ期临床研究(011 研究)评估了唑来膦酸用于 NSCLC、SCLC 及其他实体瘤(除外乳腺癌、多发性骨髓瘤、前列腺癌)骨转移患者治疗的疗效及安全性。在分析所有 SREs(包括 HCM)时,唑来膦酸 4mg 组较安慰剂组显著减少,9 个月内发生 1 次 SREs 的患者比例为 38% *vs* 47%(P=0.039);唑来膦酸较安慰剂显著延长至首次 SREs 的中位时间达 2 个月以上。唑来膦酸 4mg 组至首次 SREs(不包括 HCM)的中位时间为 230 天,安慰剂组为 163 天(P=0.023);包括 HCM 的中位时间为 230 天 *vs* 155 天(P=0.007)。

有研究发现,对于具有 SREs 既往史的肺癌患者,唑来膦酸仍然能显著降低 SREs 风险,延长至首次 SREs 发生的中位时间,表明唑来膦酸对于预防及推迟 SREs 的作用不受 SREs 既往史的影响。也有研究显示,肺癌骨转移确诊时即接受唑来膦酸治疗的患者发生骨折(SREs 的严重临床表现)的风险远远小于延迟治疗的患者。在另一项研究中,对 NSCLC 患者在出现 SREs 症状前使用双膦酸盐治疗,结果显示,双膦酸盐可延缓首次 SREs 时间 80 天以上,显著降低 SREs 风险 32%(P=0.016)。

同样有研究探索了同为第三代双膦酸盐的伊班膦酸,其与唑来膦酸对 NSCLC 骨转移患者治疗疗效的比较,结果显示,唑来膦酸对于降低 SREs 发生率略优于伊班膦酸,但结果无统计学意义。

另外,2 项其他国家双盲、对照研究显示氯屈膦酸可以预防或缓解骨痛。多项中国研究也支持双膦酸盐(氯屈膦酸、帕米膦酸、伊班膦酸等)在控制骨痛方面的效果,止痛有效率约 80%。011 研究也发现唑来膦酸相比于安慰剂使患者疼痛的频率减少。

综上,推荐双膦酸盐(首选唑来膦酸)用于治疗肺癌骨转移患者(不受骨病灶的病理学特征影响,也不论患者是否有骨痛症状),以有效预防或延缓 SREs(包括 HCM)的发生。特别指出的是,一旦确诊肺癌骨转移即开始双膦酸盐治疗(证据级别:Ⅱ;推荐级别:B)。

推荐双膦酸盐用于治疗肺癌骨转移患者的骨痛。同时也应强调双膦酸盐不能取代现有标准即《成人癌痛临床实践指南(中国版)》的癌痛治疗(证据级别:Ⅱ;推荐级别:A)。

(2)不良反应及监测:双膦酸盐的不良反应通

常程度轻微,总体上能够被很好耐受。口服给药和静脉给药时最常见的不良反应分别为食管刺激和流感样症状,且通常在几小时或几天内消失。严重不良事件的发生率极低,主要包括肾功能恶化、下颌骨坏死(ONJ)、房颤、非典型股骨骨折以及眼部炎症。现以唑来膦酸为例推荐监测要点(证据级别:Ⅲ;推荐级别:C):

1)每次使用前监测肾功能,肌酐清除率 <30ml/dl 的患者禁用,≥60ml/dl 的患者可用全量 4mg。

2)每 3~6 个月监测尿蛋白,若 24 小时尿蛋白 >500mg 则停药。

3)严格遵守输注时间规定(>15 分钟)。

4)使用前应进行全面的口腔检查及必要的口腔处理,使用期间应保持口腔卫生(认真刷牙漱口、定期口腔检查等)。

5)使用期间一般须避免拔牙及口腔手术。若口腔手术必要,须在手术前 3 个月停止唑来膦酸治疗,直至口腔彻底愈合且手术超过 3 个月时再重新开始唑来膦酸治疗。

(3)治疗疗程:在中国的一项对照研究中,311 例 NSCLC 骨转移患者分别接受唑来膦酸≥6 次治疗(n=109)或唑来膦酸 <6 次治疗(n=204),所有患者接受标准化疗和其他治疗。结果显示,长期使用唑来膦酸的患者生存期显著延长(385 天 vs 275 天,P=0.002),且访视期内 SREs 的发生率更低(38.5% vs 61.8%,P=0.000 1)。该研究结果提示,延长唑来膦酸的治疗时间可能取得更好的生存获益并降低 SREs 的发生。

011 研究的长期结果（患者使用唑来膦酸每 3 周 1 次，共 21 个月）提示，唑来膦酸 4mg 组较安慰剂组 SREs 的发生率显著降低，21 个月内发生 1 次 SREs 的患者比例为 39% vs 46%；唑来膦酸 4mg 组至首次 SREs 的中位时间为 236 天，安慰剂组为 155 天；并且唑来膦酸组的安全性及耐受性均良好。但延长唑来膦酸的治疗疗程从 9 个月至 21 个月，是否可以降低总的 SREs 发生率尚不得知。

目前关于双膦酸盐长期治疗（≥2 年）肺癌骨转移的证据几乎没有，考虑到长期使用双膦酸盐的患者有发生非典型骨折、ONJ 及肾功能不全的风险，该药不应该被无限期使用。

综上，建议对于开始使用唑来膦酸治疗的肺癌骨转移患者，应持续用药直到患者的 ECOG-PS 显著下降或患者不能耐受，但通常不少于 6~9 个月。特别指出的是，对于肺癌骨转移患者，尚无证据表明使用唑来膦酸每 3~4 周 1 次和每 3 个月 1 次的疗效相同，故不可仿照乳腺癌每 3 个月 1 次治疗（证据级别：Ⅲ；推荐级别：B）。

（4）骨代谢生化标志物对疗效的预测：来自于 011 研究的结果显示，唑来膦酸治疗 1 个月后尿 NTX 水平下降并趋于平稳，而安慰剂组的尿 NTX 水平仍保持与基线相当。然而，虽然在唑来膦酸组与安慰剂组之间尿 NTX 的下降程度不同，但是尿 NTX 下降并不意味着患者不会发生 SREs，故不能对治疗起到指导作用。另有国外研究表明，唑来膦酸使基线期尿 NTX 高水平的 NSCLC 骨转移患者的 NTX 恢复正常，且唑来膦酸治疗期间 NTX 水平的正常化使患者的死亡风险降低。中国的前瞻性研究也证明，唑来膦酸治疗后基线高水平的尿 NTX 恢复正常，则为较好 PFS 和 OS 的预后标志物。

综上，尿 NTX 水平可作为唑来膦酸疗效的预后标志物，但尚不能对治疗起到指导作用（证据级别：Ⅱ；推荐级别：B）。

（5）潜在抗肿瘤作用：EGFR 突变型肺癌是 NCSLC 中的一个特殊类型，这种肺癌的癌细胞依靠"EGFR 通路"维持生长、增殖和转移等生物学行为，这类患者可以从 EGFR-酪氨酸激酶抑制剂（TKI）治疗中获益。一些研究显示，双膦酸盐在 EGFR 突变型肺癌骨转移患者中显示出抗肿瘤作用。

2016 年中国的一项回顾性研究入选了 EGFR 突变阳性的晚期 NSCLC 患者（其中有 62 个骨转移患者），分组给予 EGFR-TKI（n=19）或双膦酸盐联合 EGFR-TKI（n=43），评估 2 种治疗方案对无进展生存期（progression free survival，PFS）和 OS 的影响。结果显示，联合治疗组的 PFS 和 OS 显著优于单独治疗组（PFS：15.0 个月 vs 7.3 个月，P=0.001；OS：25.2 个月 vs 10.4 个月，P=0.001）。

同样，2017 年的另一项中国研究也发现相似的结果。该研究入选了 EGFR 突变阳性的晚期 NSCLC 骨转移患者（其中 105 个患者接受了 EGFR-TKI 联合双膦酸盐治疗，91 个患者只接受了 EGFR-TKI 治疗）。结果显示，联合治疗组的 PFS 显著优于单独治疗组（PFS：11.6 个月 vs 9.3 个月，P=0.009），而 OS 在两组间无明显差别（OS：20.5 个月 vs 19.5 个月，P=0.743）。

有研究报道,唑来膦酸联合化疗(多西他赛＋卡铂)治疗晚期 NSCLC 患者相比于单纯化疗组不改变疾病进展的终点。另外,对于晚期 NSCLC 骨转移患者唑来膦酸联合化疗(多西他赛)相比于单纯化疗组,亦不会延长患者的 PFS 和 OS。

另外,尚无唑来膦酸联合抗血管治疗或者免疫治疗的研究证据。

综上,双膦酸盐在晚期 EGFR 突变型肺癌骨转移患者中联合 EGFR-TKI 治疗较单独 EGFR-TKI 治疗显著延长患者的 PFS,具有潜在的抗肿瘤作用(证据级别:Ⅲ;推荐级别:B)。

2. 地诺单抗　地诺单抗是一种特异性 NF-κB 受体激活蛋白配体(RANKL)的单克隆抗体,其能抑制破骨细胞活化和发展,减少骨吸收,增加骨密度。

在疗效方面,一项随机对照研究对晚期 NSCLC、多发性骨髓瘤及其他实体瘤(不含乳腺癌及前列腺癌)骨转移患者给予地诺单抗(D)(120mg,皮下注射)或唑来膦酸(Z)(4mg,静脉滴注)每月 1 次治疗,结果发现,地诺单抗对于延迟首次 SREs 的发生不劣于唑来膦酸,但是进行多因素分析调整后,其优势无统计学意义(20.6 个月 vs 16.3 个月,$P=0.06$)。另一项亚洲随机对照研究中,对乳腺癌、NSCLC 和其他实体瘤患者给予地诺单抗或唑来膦酸每月 1 次治疗(NSCLC 患者在地诺单抗组及唑来膦酸组的比例分别为 26% 及 28%)。结果发现,地诺单抗组尿(NTx)/尿肌酐的降低百分率(治疗后 13 周与基线相比)显著高于唑来膦酸组。另外,地诺单抗组对于患者骨痛的缓解(治疗后 29 周与基线相比)显著好于唑来膦酸组。地诺单抗组患者 1 年内的 SREs 发生率略低于唑来膦酸组（4.9% vs 6.3%），但无统计学差异。

在不良反应方面，唑来膦酸的急性期反应和肾脏不良事件的发生率更高（Z：14.5% 和 D：6.9%；Z：10.9% 和 D：8.3%），地诺单抗的低钙血症发生率更高（D：10.8% 和 Z：5.8%）；ONJ 在两组患者间的发生率相似且都很低（Z：1.3% 和 D：1.1%）。另外一项针对晚期肺癌骨转移患者的随机对照研究，也报告了唑来膦酸和地诺单抗的不良反应，其中唑来膦酸的急性期反应和肾脏不良事件的发生率更高（Z：20.2% 和 D：8.7%；Z：11.8% 和 D：9.2%），地诺单抗的低钙血症发生率更高（D：9.6% 和 Z：5.0%）；ONJ 在两组患者间的发生率相似且都很低（Z：1.3% 和 D：1.8%）。

在预后方面，一项Ⅲ期对照研究的亚组分析显示，地诺单抗在延长肺癌患者的 OS 上较唑来膦酸有显著优势（8.9 个月 vs 7.7 个月，P=0.01）；亚组分析进一步发现，在 SCLC 和腺癌中地诺单抗组与唑来膦酸组的 OS 无统计学差异（7.6 个月 vs 5.1 个月，P=0.36；9.6 个月 vs 8.2 个月，P=0.075），而在鳞癌中地诺单抗组的 OS 显著优于唑来膦酸组（8.6 个月 vs 6.4 个月，P=0.035）。另一项回顾性研究显示，地诺单抗可以提高非鳞 NSCLC 骨转移患者的 OS。该研究所有患者按照针对骨转移的不同治疗方法分为 3 组（地诺单抗组 52 例、唑来膦酸组 51 例、未行骨转移治疗组 46 例）。结果显示，3 组患者的中位 OS 分别为 21.4、12.7 和 10.5 个月。多因素分析显示，使用地诺单抗进行治疗是独立的预后因素（风险比 =

0.500；95%CI 0.332~0.741；*P*<0.01）。

虽然地诺单抗在国内还没有上市，但是地诺单抗在中国的注册研究已经启动。未来需要更多的中国患者对地诺单抗的使用提供证据。

四、放射治疗

1. **肺癌骨转移骨痛的放疗**　轻度骨痛（VAS≤3分）患者应接受双膦酸盐 + 止痛药治疗（而不是放疗），而止痛药不能控制的中、重度骨痛（VAS≥4分）患者应接受缓解骨痛的放疗，并应该视为SREs。指征如下（证据级别：V；推荐级别：C）：

（1）非承重骨疼痛（VAS≥4分）且双膦酸盐 + 阿片类、非阿片类和 / 或辅助性药物无法控制。

（2）承重骨疼痛（VAS≥4分）。

推荐剂量为单次分割（SF）8Gy/1f或者多次分割（MF）30Gy/10f、20Gy/5f、24Gy/6f。SF 与 MF 放疗获得疼痛的总缓解率及客观缓解率相似，而 SF 放疗组患者再次治疗的可能性更高（证据级别：Ⅱ；推荐级别：B）。

2. **NSCLC寡转移（可包含骨转移）的放疗**　对于 NSCLC 寡转移（可包含骨转移）的患者（寡转移定义为包括原发病灶在内≤5个病灶），在全身治疗疾病缓解或者稳定后，可针对包括原发病灶在内的所有病灶进行放疗，从而延长患者的无进展生存期（PFS），且不增加不良反应。每个病灶的推荐剂量为21~27Gy/1f 或 26.5~33Gy/3f 或 30~37.5Gy/5f（证据级别：V；推荐级别：C）。

五、手术治疗

1. **预防 SREs 的手术** 对于骨转移灶骨质破坏严重(≥50%)、股骨颈转移、负重长骨转移灶直径≥2.5 cm,或其他有可能引起病理性骨折或脊髓压迫、且预期寿命≥3 个月的可耐受手术的患者,可行姑息性骨转移灶切除、固定和置换(证据级别:Ⅴ;推荐级别:C)。

2. **治疗 SREs 的手术** 对于已经发生病理性骨折或脊髓压迫(神经压迫)的患者,可行姑息性骨转移灶切除+固定或姑息性骨转移灶切除+椎管减压。假如预期骨转移灶切除后缺损过大或者患者的预期寿命短,则可只行单纯固定/单纯椎管减压/单纯神经松解术(证据级别:Ⅴ;推荐级别:C)。

3. **NSCLC 单一骨转移的根治性手术** 对于在原发肿瘤得到彻底控制后,仅有单一骨转移病灶且无其他部位转移灶的可耐受手术的患者(除外外科手术难以到达的解剖部位),可对该单一骨病灶进行完全切除(R_0 切除)并进行相应的重建或固定(证据级别:Ⅴ;推荐级别:C)。

(张力 张亚雄)

参 考 文 献

[1] CHEN W,ZHENG R,BAADE P D,et al. Cancer statistics in China,2015. CA Cancer J Clin,66(2):115-132.

[2] SUGIURA H,YAMADA K,SUGIURA T,et al. Predictors of

survival in patients with bone metastasis of lung cancer. Clin Orthop Relat Res,2008,466(3):729-736.

[3] KATAKAMI N,KUNIKANE H,TAKEDA K,et al. Prospective study on the incidence of bone metastasis(BM)and skeletal-related events(SREs)in patients(pts)with stage ⅢB and Ⅳ lung cancer-CSP-HOR 13. J Thorac Oncol,2014,9(2):231-238.

[4] FUJIMOTO D,UEDA H,SHIMIZU R,et al. Features and prognostic impact of distant metastasis in patients with stage Ⅳ lung adenocarcinoma harboring EGFR mutations: importance of bone metastasis. Clin Exp Metastasis,2014,31 (5):543-551.

[5] CHEN G,CHEN X,ZHANG Y,et al. A large,single-center, real-world study of clinicopathological characteristics and treatment in advanced ALK-positive non-small-cell lung cancer. Cancer Med,2017,6(5):953-961.

[6] ZHANG L,HOU X,LU S,et al. Predictive significance of bone sialoprotein and osteopontin for bone metastases in resected Chinese non-small-cell lung cancer patients:a large cohort retrospective study. Lung Cancer,2010,67(1):114-119.

[7] TAMIYA M,SUZUKI H,KOBAYASHI M,et al. Usefulness of the serum cross-linked N-telopeptide of type Ⅰ collagen as a marker of bone metastasis from lung cancer. Med Oncol, 2012,29(1):215-218.

[8] KUCHUK M,KUCHUK I,SABRI E,et al. The incidence and clinical impact of bone metastases in non-small cell lung cancer. Lung Cancer,2015,89(2):197-202.

[9] BAE H M,LEE S H,KIM T M,et al. Prognostic factors for non-small cell lung cancer with bone metastasis at the time of diagnosis. Lung Cancer,2012,77(3):572-577.

[10] CETIN K,CHRISTIANSEN C F,JACOBSEN J B,et al.

Bone metastasis, skeletal-related events, and mortality in lung cancer patients: a Danish population-based cohort study. Lung Cancer, 2014, 86(2): 247-254.

[11] YANG Y, MA Y, SHENG J, et al. A multicenter, retrospective epidemiologic survey of the clinical features and management of bone metastatic disease in China. Chin J Cancer, 2016(35): 40.

[12] MURAKAMI H, YAMANAKA T, SETO T, et al. Phase Ⅱ study of zoledronic acid combined with docetaxel for non-small-cell lung cancer: West Japan Oncology Group. Cancer Sci, 2014, 105(8): 989-995.

[13] SEKINE I, NOKIHARA H, YAMAMOTO N, et al. Risk factors for skeletal-related events in patients with non-small cell lung cancer treated by chemotherapy. Lung Cancer, 2009, 65(2): 219-222.

[14] SUN JM, AHN JS, LEE S, et al. Predictors of skeletal-related events in non-small cell lung cancer patients with bone metastases. Lung Cancer, 2011, 71(1): 89-93.

[15] MOUNTZIOS G, RAMFIDIS V, TERPOS E, et al. Prognostic significance of bone markers in patients with lung cancer metastatic to the skeleton: a review of published data. Clin Lung Cancer, 2011, 12(6): 341-349.

[16] 孙燕, 管忠震, 廖美琳, 等. 肺癌骨转移诊疗专家共识(2014 版). 中国肺癌杂志, 2014, 17(02): 57-72.

[17] ROSEN LS, GORDON D, TCHEKMEDYIAN S, et al. Zoledronic acid versus placebo in the treatment of skeletal metastases in patients with lung cancer and other solid tumors: a phase Ⅲ, double-blind, randomized trial—the Zoledronic Acid Lung Cancer and Other Solid Tumors Study Group. J Clin Oncol, 2003, 21(16): 3150-3157.

[18] HIRSH V, TCHEKMEDYIAN N S, ROSEN L S, et al. Clinical benefit of zoledronic acid in patients with lung

cancer and other solid tumors:analysis based on history of skeletal complications. Clin Lung Cancer,2004,6(3):170-174.

[19] HENK H J,KAURA S,TEITELBAUM A. Retrospective evaluation of the clinical benefit of long-term continuous use of zoledronic acid in patients with lung cancer and bone metastases. J Med Econ,2012,15(1):195-204.

[20] LANGER C,HIRSH V. Skeletal morbidity in lung cancer patients with bone metastases:Demonstrating the need for early diagnosis and treatment with bisphosphonates. Lung Cancer,2010,67(1):4-11.

[21] FRANCINI F,PASCUCCI A,BARGAGLI G,et al. Effects of intravenous zoledronic acid and oral ibandronate on early changes in markers of bone turnover in patients with bone metastases from non-small cell lung cancer. Int J Clin Oncol,2011,16(3):264-269.

[22] ROSEN L S,GORDON D,TCHEKMEDYIAN N S,et al. Long-term efficacy and safety of zoledronic acid in the treatment of skeletal metastases in patients with nonsmall cell lung carcinoma and other solid tumors:a randomized, Phase Ⅲ,double-blind,placebo-controlled trial. Cancer, 2004,100(12):2613-2621.

[23] SONG Z,ZHANG Y. Zoledronic acid treatment in advanced non-small cell lung cancer patients with bone metastases. Med Oncol,2014,31(4):898.

[24] HIRSH V,MAJOR PP,LIPTON A,et al. Zoledronic acid and survival in patients with metastatic bone disease from lung cancer and elevated markers of osteoclast activity. J Thorac Oncol,2008,3(3):228-236.

[25] LU S,ZHANG L,WU Y L,et al. An observational study on the efficacy and safety of zoledronic acid(ZA)in patients with non-small cell lung cancer(NSCLC)patients with bone

metastases with high urine n-telopeptide(uNTX)at diagnosis (C-TONG 0801). J Clin Oncol,2011,29(15_suppl):e19541.

[26] HUANG C Y,WANG L,FENG C J,et al. Bisphosphonates enhance EGFR-TKIs efficacy in advanced NSCLC patients with EGFR activating mutation:A retrospective study. Oncotarget,2016,7(41):66480-66490.

[27] ZHANG G,CHENG R,ZHANG Z,et al. Bisphosphonates enhance antitumor effect of EGFR-TKIs in patients with advanced EGFR mutant NSCLC and bone metastases. Sci Rep,2017(7):42979.

[28] PANDYA K J,GAJRA A,WARSI G M,et al. Multicenter, randomized,phase 2 study of zoledronic acid in combination with docetaxel and carboplatin in patients with unresectable stage ⅢB or stage Ⅳ non-small cell lung cancer. Lung Cancer,2010,67(3):330-338.

[29] IBRAHIM T,RICCI M,SCARPI E,et al. RANKL:A promising circulating marker for bone metastasis response. Oncol Lett,2016,12(4):2970-2975.

[30] HENRY D H,COSTA L,GOLDWASSER F,et al. Randomized,double-blind study of denosumab versus zoledronic acid in the treatment of bone metastases in patients with advanced cancer(excluding breast and prostate cancer)or multiple myeloma. J Clin Oncol,2011,29(9):1125-1132.

[31] ZHANG Z F,ZHANG Q Y, YAO Y,et al. Efficacy and safety of denosumab from a phase Ⅲ,randomized,active-controlled study compared with zoledronic acid in patients of Asian ancestry with bone metastases from solid tumors. J Clin Oncol 34,2016(suppl;abstr 10116).

[32] SCAGLIOTTI G V,HIRSH V,SIENA S,et al. Overall survival improvement in patients with lung cancer and bone metastases treated with denosumab versus zoledronic acid: subgroup analysis from a randomized phase 3 study. J Thorac

Oncol,2012,7(12):1823-1829.

[33] UDAGAWA H,NIHO S,KIRITA K,et al. Impact of denosumab use on the survival of untreated non-squamous non-small cell lung cancer patients with bone metastases. J Cancer Res Clin Oncol,2017,143(6):1075-1082.

[34] CHOW E,HARRIS K,FAN G,et al. Palliative radiotherapy trials for bone metastases:a systematic review. J Clin Oncol,2007,25(11):1423-1436.

[35] IYENGAR P,WARDAK Z,GERBER DE,et al. Consolidative radiotherapy for limited metastatic non-small-cell lung cancer:a phase 2 randomized clinical trial. JAMA Oncol,2017,4(1):e173501.

第五章

多发性骨髓瘤

第一节 概述及治疗目标

一、流行病学

多发性骨髓瘤（multiple myeloma,MM）是一种以骨髓中浆细胞异常增生为特征的恶性肿瘤,可导致骨质破坏和骨髓功能异常。据美国癌症协会估计,MM 的发生率占总体恶性肿瘤的 1.8% 左右,占血液系统恶性肿瘤的 17% 左右。在 2015 年,美国预计有 26 850 例新诊断的多发性骨髓瘤病例,预计有 11 240 例患者死亡。男性患病的平均年龄为 62 岁（75% 年龄高于 70 岁）,女性患病的平均年龄为 61 岁（79% 年龄高于 70 岁）。随着更新、更有效的治疗方案问世,该病的 5 年生存率已有明显升高。

有几种因素被认为与多发性骨髓瘤的发病有密切关系,其中电离辐射是目前研究最多的。镍、农药、汽油制品、其他芳香族类有机物、苯、硅等被认为是潜在致病因素。

二、诊断

多发性骨髓瘤是一种骨髓内缓慢增殖的 B 细胞克隆性肿瘤。表 5-1 列出了多发性骨髓瘤的诊断标准。表 5-2 列出了 MM 的定义。目前,使用广泛的 MM 分期系统是美国西南肿瘤组织提出的分期系统(表 5-3),它是根据血清 β_2-微球蛋白、血白蛋白及 LDH 水平和染色体来划分的。目前认为这个分期系统可以较准确地提示患者的治疗效果及预后。

表 5-1 γ-球蛋白病(MGUS)和多发性骨髓瘤(MM)的诊断标准

MGUS	MM 无症状	MM 有症状
M 蛋白 <30g/L 并且单克隆骨髓浆细胞增殖 <10%	M 蛋白 ≥30g/L 或者骨髓浆细胞增殖 ≥10%	血清和尿中有 M 蛋白并且有骨髓浆细胞增殖或者浆细胞肿瘤
无其他 B 淋巴细胞增殖疾病	无相关脏器及组织损伤	相关脏器及组织损伤
无相关脏器及组织损伤		

注:相关脏器及组织损伤包括高钙血症;肾功能不全;贫血,血红蛋白比正常值下限低 2g/dl;骨损害(孤立浆细胞瘤中的浆细胞 >30%);有症状者血黏稠度高;淀粉样变(>30% 的浆细胞);反复细菌感染(>2 次 / 年)。

表 5-2 多发性骨髓瘤的定义(冒烟型和活动型)

冒烟型(无症状性)骨髓瘤	活动型(症状性)骨髓瘤
血清 M 蛋白: IgG ≥3g/dl;IgA >1g/dl	需要符合以下 1 项或多项: 血钙升高(>2.65mmol/L) 肾功能不全(肌酸酐 >177μmol/L 或更高)或肌酐清除率 <40ml/min
或	

续表

冒烟型（无症状性）骨髓瘤	活动型（症状性）骨髓瘤
Bence-Jones 蛋白 >500mg/24h 或	贫血 骨病（通过 X 射线检查、CT 或 PET/CT 发现溶骨性病变或骨质疏松）
骨髓克隆性浆细胞为 10%~60%	或
相关器官或组织受损（无终末器官受损，包括骨病变）或症状（如果骨骼检查阴性，建议使用 MRI 或 PET/CT 检查评估骨病）	骨髓克隆性浆细胞≥60% 异常血清游离轻链比值≥100（涉及 κ）或 <0.01（涉及 λ） 通过包括 PET/CT 和 / 或全身 MRI 在内的功能影像学检查发现的多处局灶性病变

表 5-3　ISS 分期系统

分期	标准 ISS 分期	改良 ISS 分期	治疗反应	预后
I 期	β_2-微球蛋白 < 3.5mg/L	加上以下 2 项： ① 经 iFISH 检测染色体正常； ② LDH 正常	佳	好
II 期	非 I 和Ⅲ期	非 I 和Ⅲ期	佳	好
Ⅲ期	β_2-微球蛋白≥ 5.5mg/L	加上以下 1 项： ① 经 iFISH 检测染色体异常高危；② LDH 异常升高	不佳	差

注：ISS（international staging system）.

由于多发性骨髓瘤中有相当比例的患者合并器官功能异常,因此,需要通过确定目标器官是否存在功能障碍决定这些患者是随访监测还是进行积极治疗。

(1)目标器官功能障碍。国际多发性骨髓瘤组织提出了活动性或非活动性多发性骨髓瘤的概念,其主要判断依据就是有无目标器官功能受损。

(2)出现贫血、血小板减少、肾衰竭、低钙血症、严重骨质疏松、溶骨性疾病,或者由于浆细胞疾病而导致的其他器官功能障碍,即为判断多发性骨髓瘤伴有目标器官功能障碍的标准。

(3)由于早期的干预处理措施对患者的预后影响不大,因此,对于没有目标器官功能障碍的患者可以进行仔细的随访监测。对于活动性多发性骨髓瘤患者可考虑加入临床试验。

(4)尽管 MGUS 被认为是癌前病变,对于符合 MGUS 诊断标准且证实有目标器官功能障碍的患者,仍应当被划归为活动性多发性骨髓瘤,并进行积极治疗。

三、治疗目标

虽然多发性骨髓瘤的治疗有所进展,但目前,它仍然是一个不可治愈的疾病。因此,多发性骨髓瘤的主要治疗目标是控制症状、预防并发症,从而提高生活质量,并延长生存期。

根据 M 蛋白浓度变化、骨髓中的浆细胞比例及目标器官功能指标对比基线水平的变化情况来判断多发性骨髓瘤对治疗的反应,已经成为一种共识。

美国和欧洲的肿瘤协作组织对疗效判断采用的各指标数值有所差异。下面列出的是国际骨髓瘤工作组（IMWG）2016 年修订的统一疗效标准：

1. **完全缓解（CR）** 血清和尿免疫固定阴性，不存在任何软组织浆细胞瘤，以及骨髓中浆细胞 <5%；在唯一可通过测量血清 FLC 水平确定的患者中，除了需要 CR 标准外，还需要 PLC 比值为 0.26~1.65；以上结果需要连续进行两次评估。

2. **严格的完全缓解（sCR）** 符合定义的 CR 标准，同时 FLC 比值正常，以及免疫组化或流式细胞术检克隆浆细胞阴性；需要进行连续两次实验室参数评估。

3. **免疫表型完全缓解（ICR）** 符合定义的 sCR 标准，同时多参数流式细胞术（4 色）分析在骨髓中不存在表型异常浆细胞（克隆）/100 万骨髓细胞。

此外，还有分子 CR，其评价标准为符合定义的 CR 标准，外加等位基因特异性寡核苷酸聚合酶链反应（灵敏度 10^{-5}）阴性。

4. **很好的部分缓解（VGPR）** 免疫固定方法可检测到血清、尿 M 成分但蛋白电泳无法检出；或血清 M 成分降低≥90% 且尿 M 成分 <100mg/24h。

在唯一通过测量血清 FLC 水平方法的患者中，除符合 VGPR 标准外，还需受累区和非受累区 FLC 水平落差 >90%。

以上需要进行连续两次评估。

5. **部分缓解（PR）** 血清 M 蛋白降低≥50% 且 24 小时尿 M 蛋白降低≥90% 或达到 <200mg/24h；如无法检测血清、尿 M 蛋白，受累区和非受累区 FLC

水平落差需≥50%；如无法进行血清、尿 M 蛋白检测及血清自由轻链检测，浆细胞数量减少需≥50% 且基线骨髓浆细胞百分比≥30%。

以上需要进行连续两次评估。

此外，若已行放射学检查，无任何已知的进展证据或新发的受累骨病变。

6. 只限复发难治性骨髓瘤的最小缓解（MR）

血清 M 蛋白降低≥25% 但≤49%，且 24 小时尿 M 蛋白降低达 50%~89%；如果在基线出现，软组织浆细胞瘤大小降低达 25%~49%。此外，若已行放射学检查，溶骨性病变的大小或数量没有增加（压缩性骨折除外）。

7. 疾病稳定（SD）

不符合 CR、VGPR、PR 或疾病进展的标准；若已行放射学检查，无任何已知的进展证据或新发的受累骨病变。

8. 疾病进展（PD）

血清单克隆分子比基础值增加≥25%。若开始时血清单克隆分子就≥5g/L，则需要≥1g/L；尿中单克隆分子比基础值增加≥25%，绝对值增加≥200mg/24h；仅在血清和尿单克隆分子不可测患者：涉及和未涉及的 FLC 区别需要减少≥25%；骨髓中浆细胞比基础值增加≥25%，绝对值增加≥10%（CR 复发者标准可减少 5%）；明确的新进骨损害或者软组织损害或者其范围变大；高钙血症加重。

四、预后因素

严重贫血、高钙血症、进展性溶骨性病变、高 M 蛋白水平均提示与高肿瘤负荷相关，预示着较低的生存率。尽管肾衰竭与肿瘤负荷的相关性不明确，但肾功能不良往往也预示着预后不佳。其他比较明确的不良预后因素还包括 PS 评分较差、高龄、血清 LDH 水平异常增高、骨髓中的浆细胞比例超过 50%、浆母细胞比例超过 2%、高浆细胞标记指数、血清高 β_2-微球蛋白、血清低白蛋白或异常偏低的血小板计数。其中，β_2-微球蛋白和白蛋白水平是美国西南肿瘤中心分期系统的判断基础。基因组的不良预后因素是 13 号染色体缺失、免疫球蛋白重链易位[t (4,14),t(14,16)]、17p13 丢失。

第二节 初次治疗

一、一般措施

新诊断的多发性骨髓瘤患者在确诊时偶尔合并严重并发症，如高钙血症、肾功能不全、严重的血象降低、脊髓压迫等，这些严重并发症需要及时判断，并且应在化学治疗开始前或同时进行处理。无症状性或冒烟型多发性骨髓瘤患者可以观察而不需要特殊处理，直到有明确证据表明疾病进展再开始治疗。整个初次治疗期间都应水化，避免使用非甾体抗炎药、氨基糖苷类药物及造影剂，这对保护患者的肾功能有益。如果影像学检查必须使用造影剂，则应考虑进行水化和 N-乙酰半胱氨酸治疗以保护肾功能。几乎每一位肾功能正常的患者都应该推荐使用双膦酸盐类药物（如帕米膦酸、唑来膦酸），尤其是合并有骨疾病的患者。

二、针对新诊断的多发性骨髓瘤的全身治疗

尽管对于新诊断的多发性骨髓瘤可供选择的治疗方案很多,但是没有标准的一线治疗方案。任何治疗并不能真正治愈多发性骨髓瘤,因此,治疗应个体化,不仅需要考虑疾病特点,还需要考患者的伴发疾病、一般状况评分以及患者的自身喜好。例如,在整个治疗进程中需要进行大剂量化疗,避免使用某些影响干细胞收集的药物(如美法仑及其他烷化剂)是很重要的。对于有明显症状的患者,则应考虑使用高效的一线治疗方案使病情迅速缓解。同样,对于初诊时就有肾功能损伤的患者,则应使用对肾功能没有明显损伤的药物治疗(如以硼替佐米为基础的治疗)。

对于初次缓解不需进行大剂量化疗的患者,可考虑进行免疫调节剂(来那度胺)或者蛋白酶抑制剂联合地塞米松治疗都是合理的。建议在最佳的反应时间中收集造血干细胞。以来那度胺为基础的治疗一般持续到疾病进展或者使用到高剂量,而以硼替佐米为基础的方案则建议行6~8个周期(或者使用到高剂量)。

尽管65岁以上的老年人对强有力的诱导化疗耐受性很好,但是有些人并不适用。使用美法仑、泼尼松以及来那度胺或者硼替佐米的方案已被证实优于美法仑+泼尼松。另外,使用低剂量的地塞米松及来那度胺也是合理的。此外,对于有明显并发症的老年患者,温和一点的治疗也是合理的(如美法仑或者环磷酰胺联用泼尼松)。

三、治疗方案

《NCCN 临床实践指南：多发性骨髓瘤》
（2017 年第 3 版）推荐方案

1. **适合移植患者的主要治疗方案** 在采集干细胞前应限制骨髓毒性药物（包括烷化剂和亚硝基脲）的使用，以避免影响干细胞储存。

（1）首选方案

硼替佐米／地塞米松（1 类推荐）

硼替佐米／环磷酰胺／地塞米松

硼替佐米／多柔比星／地塞米松（1 类推荐）

硼替佐米／来那度胺／地塞米松

硼替佐米／沙利度胺／地塞米松（1 类推荐）

来那度胺／地塞米松（1 类推荐）

（2）其他方案

卡非佐米／来那度胺／地塞米松

地塞米松（2B 类推荐）

脂质体多柔比星／长春新碱／地塞米松（DVD）（2B 类推荐）

沙利度胺／地塞米松（2B 类推荐）

2. **不适合移植患者的主要治疗方案**

（1）首选方案

硼替佐米／地塞米松

硼替佐米／环磷酰胺／地塞米松

硼替佐米／来那度胺／地塞米松

来那度胺／小剂量地塞米松（1 类推荐）

美法仑／泼尼松／硼替佐米（MPB）（1 类推荐）

美法仑／泼尼松／来那度胺（MPL）（1 类推荐）

美法仑 / 泼尼松 / 沙利度胺（MPT）（1 类推荐）

（2）其他方案

地塞米松（2B 类推荐）

脂质体多柔比星 / 长春新碱 / 地塞米松（DVD）（2B 类推荐）

美法仑 / 泼尼松（MP）

沙利度胺 / 地塞米松（2B 类推荐）

长春新碱 / 多柔比星 / 地塞米松（VAD）（2B 类推荐）

3. 维持治疗方案

（1）首选方案

硼替佐米

来那度胺（1 类推荐）

沙利度胺（1 类推荐）

（2）其他方案

硼替佐米 + 泼尼松（2B 类推荐）

硼替佐米 + 沙利度胺（2B 类推荐）

干扰素（2B 类推荐）

类固醇（2B 类推荐）

沙利度胺 + 泼尼松（2B 类推荐）

4. 针对经治多发性骨髓瘤的治疗方案

（1）首选方案：重复主要诱导治疗（如果复发间隔 >6 个月）。

硼替佐米（1 类推荐）

硼替佐米 / 地塞米松

硼替佐米 / 来那度胺 / 地塞米松

硼替佐米 / 脂质体多柔比星（1 类推荐）

硼替佐米 / 沙利度胺 / 地塞米松

卡非佐米

卡非佐米 / 地塞米松

卡非佐米 / 来那度胺 / 地塞米松（1 类推荐）

环磷酰胺 / 硼替佐米 / 地塞米松

环磷酰胺 / 来那度胺 / 地塞米松

地塞米松 / 环磷酰胺 / 依托泊苷 / 顺铂（DCEP）

地塞米松 / 沙利度胺 / 顺铂 / 多柔比星 / 环磷酰胺 / 依托泊苷（DT-PACE）± 硼替佐米（VTD-PACE）

大剂量环磷酰胺

来那度胺 / 地塞米松（1 类推荐）

帕比司他 / 硼替佐米 / 地塞米松（1 类推荐）

泊马度胺 / 地塞米松（1 类推荐）

沙利度胺 / 地塞米松

（2）其他方案

苯达莫司汀

硼替佐米 / 伏立诺他

来那度胺 / 苯达莫司汀 / 地塞米松

5. **主要药物及治疗方案**

（1）地塞米松：对多发性骨髓瘤患者而言，地塞米松是标准治疗药物之一。

大剂量地塞米松 40mg，口服，第 1~4 天、第 9~12 天、第 17~20 天，每 28 天重复；低剂量地塞米松 40mg，口服，每周或者每 1~4 天，每 28 天重复。早期主要不良反应为高血糖症、消化不良、乏力和肌肉无力；部分患者在接受此方案治疗时，有激惹、失眠症状。长期不良反应包括感染风险增加、白内障、骨质疏松和股骨头坏死。新近诊断为骨髓瘤的患者中，有 50% 可以观察到出现不良反应，其出现的中位时间为 1 个月,但是这个反应的中位持续时间为 6 个月。因此,单用地塞米松一般不作为治疗选择。

（2）沙利度胺和地塞米松:地塞米松早期联用沙利度胺可以提高缓解率(约为 70%),不良反应也相应增加(如血栓栓塞事件增加、皮疹、过度镇静、周围神经病变、便秘)。推荐沙利度胺的起始剂量为每天 50mg,睡前服用;每周增加 50mg 剂量,直至达期望剂量值,但不建议每天超过 200mg,或者根据患者的耐受情况决定最终剂量。值得指出的是,沙利度胺无最低剂量值,有些患者口服沙利度胺每周 3 次,每次 50mg,仍有较好的缓解率。另外,在第 2 个治疗周期后,将地塞米松的量减为 40mg,第 1~4 天,可提高患者对治疗的耐受性。

由于血栓栓塞事件发生的风险增加(约占使用此联合治疗方案患者的 17%),我们推荐预防性使用低剂量的阿司匹林。也有一些研究者使用其他方法,如低分子量肝素或华法林抗凝治疗。硼替佐米治疗效果不佳的显著细胞减少或肾功能不全的难治性患者可以考虑这一方案。

（3）来那度胺和地塞米松:来那度胺是免疫调节剂,对肿瘤坏死因子的抑制作用强于沙利度胺。来那度胺的不良反应也不同于沙利度胺,无明显的镇静及神经病变的不良反应,但可引起骨髓抑制。来那度胺联合地塞米松治疗复发或难治性多发性骨髓瘤的有效率约 60%,无进展生存时间为 12 个月。

来那度胺 25mg,口服,第 1~21 天,28 天为 1 个周期。由于其通过肾脏清除,肾功能不全者应减量。

其不良反应有血栓栓塞事件、骨髓抑制、皮疹以及腹泻。骨髓抑制在治疗早期就可出现,但是中性粒细胞减少少见。来那度胺联合低剂量地塞米松的有效率在75%~90%。经过2个周期的治疗,地塞米松的使用频率应该考虑减少。此外,在有效患者治疗1年后,停用地塞米松单用来那度胺是合理的。长期使用来那度胺将使收集干细胞变得困难,此时化疗需要联用G-CSF。

(4)美法仑和泼尼松(MP方案):联用来那度胺或者硼替佐米比单用MP的效果要好。尽管如此,MP仍然是一些有并发症的年老患者合理的治疗方法。对于初次的多发性骨髓瘤患者,MP方案的有效率达50%左右,中位疾病进展时间约为15个月。

美法仑9mg/m²,口服,第1~4天;泼尼松100mg,口服,第1~4天。

美法仑应在空腹状况下口服,可以保证足够的药物吸收。根据血象恢复情况,每4~6周重复1次。MP方案通常治疗6~9个周期,治疗超过1年会增加脊髓发育不良的风险。MP方案起效通常较慢,正因为如此,对于症状明显的患者,此方案不宜作为首选方案。对于骨髓瘤患者而言,骨髓抑制是严重的并发症,但多数骨髓瘤患者对MP方案的耐受性比较好,没有很严重的骨髓抑制不良反应。MP不应用于那些接受高强度治疗的患者,因为对干细胞收集有影响。

(5)美法仑、泼尼松和沙利度胺(MPT方案):MP方案中加入沙利度胺即是MPT方案。沙利度胺的用法是建议晚睡时100mg。在一些有关MPT方案的研究中,沙利度胺在 MP 方案停用 1 年后仍继续使用,而另一些则是与 MP 方案一起停用。

(6) 硼替佐米:硼替佐米(bortezomib)是蛋白酶体复合物抑制剂,已证实对复发及难治性多发性骨髓瘤有效。硼替佐米与地塞米松或聚乙二醇脂质体多柔比星联用以及联用沙利度胺或来那度胺,这种联用方案仍然有很好的前景。硼替佐米单药治疗复发及难治性多发性骨髓瘤的有效率为 30%~40%,中位进展时间为 6~7 个月,优于高剂量的地塞米松治疗。

硼替佐米 1.3mg/m²,静脉注射,第 1、4、8、11 天,21 天为 1 个周期。

地塞米松 20mg,口服,硼替佐米服用当天及服用后 1 天。如果有效且耐受性良好,追加 2 个周期。然而,加用类固醇药物对疗效的提高比较有限。

此治疗最多重复 8 个周期。硼替佐米的 3~4 级不良反应为血小板减少(30%)、中性粒细胞减少(14%)、贫血(10%)、神经病变(8%)。应密切注意有无神经病变的发生,尤其是以麻痹性肠梗阻为表现的自发性神经病变以及停止治疗后的迟发性神经病变。该不良反应难以耐受,但是有 2/3 的患者在持续使用 3~6 周后得到缓解。以硼替佐米为基础的治疗一般用于有明显肾功能损害的患者。

(7) 美法仑、泼尼松和硼替佐米(VMP 方案):2 个周期的硼替佐米 3 周方案加入 1 个周期的 MP 6 周方案即标准 VMP 方案。另外,在低剂量和超低剂量 VMP 方案中,硼替佐米在第 1 个周期中以标准方案使用,接下来每周使用或者以此代替每周使用 2

次,这几种都有描述。相比标准方案,这些减量的方案可使 3 级神经毒性和胃肠道反应减少。尽管这些方案的反应率与标准方案做过对比,但是其有效率尚未通过随机对照试验比较,也没有被证实有生存率的获益。所有使用含硼替佐米方案的患者均被推荐使用阿昔洛韦预防感染水痘病毒,因阿昔洛韦可以减低水痘病毒的感染风险。

1)标准 VMP: 硼替佐米 1.3mg/m^2,第 1、4、8、11、22、25、29 和 32 天,使用 4 个周期后,硼替佐米 1.3mg/m^2,第 1、8、22 和 29 天,使用 5 个周期;美法仑 9mg/m^2,第 1~4 天;泼尼松 60mg/m^2,第 1~4 天。每 6 周重复。

2)减量 VMP:硼替佐米的剂量与 MP 相同,第 1、4、8、11、22、25、29 和 32 天,使用 1 个周期;然后第 1、8、22 和 29 天,使用 8 个周期。

3)超低剂量 VMP:硼替佐米的剂量与 MP 相同,第 1、8、22 和 29 天,使用 9 个周期。

(8)环磷酰胺和泼尼松(CP 方案):CP 方案是 MP 方案不太常用的替代方案。环磷酰胺不需要根据肾功能状况来调整用量,因此,对一般状况较差或有伴发疾病的患者比较有利。CP 方案的有效率为 50% 左右,一线治疗的无进展生存期为 12~15 个月。具体方案为环磷酰胺 1 000mg/m^2,静脉注射,第 1 天;泼尼松 100mg,口服,第 1~5 天。每 21 天重复。CP 方案的耐受性好,与 MP 方案相比,对干细胞采集的影响小。另外,以之为基础加入沙利度胺和硼替佐米已被证实有效。

(9)VAD 方案:VCR 0.4mg/d,静脉注射,第 1~4

天；ADM 9mg/$(m^2 \cdot d)$，静脉注射，第 1~4 天；DXM 40mg/d，口服，第 1~4 天、第 9~12 天、第 17~20 天。每 28~35 天为 1 个周期，至 M 蛋白取得最大缓解后再给予 4 个周期。多柔比星的最大累积剂量为 450mg/m^2。为避免对肾上腺皮质功能的过度抑制，地塞米松在使用 2 或 3 个周期后减量。适用于拟进行造血干细胞移植的患者，总有效率为 60% 左右，完全缓解率为 5%~10%。最大疗效在 12 个周内出现，主要不良反应是骨髓抑制和继发感染。

（10）M2方案：VCR 1.2mg/m^2，静脉注射，第 1 天。BCNU 20mg/m^2，静脉注射，第 1 天。MEL 8mg/m^2，口服，第 1~4 天。CTX 400mg/m^2，静脉注射，第 1 天。PDN 40mg/m^2，口服，第 1~7 天（所有周期）；20mg/m^2，口服，第 8~14 天（只用于第 1~3 个周期）。每 35 天为 1 个周期，至少应用 1 年。

本方案中泼尼松的应用应个体化，对于那些显效慢、伴有持续性疼痛或贫血严重的患者，可在 1~14 天给予较高剂量的泼尼松，在 2~3 个周期的其他时间则给予低剂量维持治疗，有效率为 72%。

（11）硼替佐米、来那度胺和地塞米松（RVD方案）：新近诊断为多发性骨髓瘤的患者联合使用这几种药物的效果正在与过去诊断者进行对比。前者使用中已被证实有高反应率和良好的耐受性。对于新近诊断的患者，RVD方案如下使用：来那度胺 25mg，口服，第 1~14 天；硼替佐米 1.3mg/m^2，静脉注射，第 1、4、8 和 11 天；地塞米松 20mg，口服，第 1、2、4、5、8、9、11 和 12 天。每 21 日重复。

支持治疗包括使用阿昔洛韦预防水痘带状疱疹

病毒感染和阿司匹林抗血栓治疗。

在复发和难治性患者中,RVD 方案也被证实有效,如对来那度胺和硼替佐米均效果不佳者。由于骨髓抑制常发生在复发和难治性患者中,所以来那度胺的起始剂量为 15mg,在第 1~14 日口服,每标准硼替佐米周期。

(12)硼替佐米、聚乙二醇脂质体多柔比星:在一项涉及批准聚乙二醇脂质体多柔比星上市的Ⅲ期临床试验中,将其与在复发和难治性患者中使用单一硼替佐米进行对比,结果总体反应率相似,但是高质量反应率(很好的局部反应率,甚至更好的效果)增加,这将带来更好的无进展率和总体生存率。在该方案中,聚乙二醇脂质体多柔比星($30mg/m^2$)在每标准硼替佐米周期中的第 4 日使用。根据经验,在第 1 日使用亦可。值得注意的毒性反应有手足综合征、骨髓抑制以及心脏毒性。

四、复发及难治性多发性骨髓瘤的治疗

虽然初次治疗的有效率很高,但实际上几乎所有患者逐渐都转归为复发或难治性。化疗 1 年之后复发的患者,通常可以通过同样的方案再次获得缓解。初次治疗后很快就出现复发的患者需要更换治疗方案。有些骨髓瘤患者尽管初次治疗用来那度胺有所缓解,但在继续进行积极治疗时有可能转为难治性骨髓瘤,并且伴随疾病进展。这些患者的预后比复发性骨髓瘤患者还要差。加入临床试验应该是复发及难治性骨髓瘤患者治疗的首选。目前,在骨髓瘤的治疗中已经有一些效果比较好的新药出现,

如免疫调节药物［pomalidomide（沙利度胺类似物）］、组胺脱乙酰基酶抑制剂、mTOR 抑制剂（雷帕霉素）、RANKL 抗体。

五、大剂量化疗及骨髓或外周血干细胞移植

对于多发性骨髓瘤，大剂量化疗及自体干细胞移植的作用还不明确。虽然关于大剂量化疗前后临床试验的结果不一致，但某些亚组患者仍有可能从大剂量化疗中获益，只是需要明确这部分人群的特征。可能获益的是准备接受多次骨髓移植的患者，但是 2 次骨髓移植的间隔时间可能有限定（如 4 个月）。

对于准备接受大剂量化疗的患者，可供选择的诱导治疗方案有单用沙利度胺、沙利度胺与地塞米松合用、硼替佐米与地塞米松合用。大剂量化疗前三药诱导方案比二药诱导方案有优势，尽管这提高了后期移植的反应率，但是能否取得生存获益还是未知的，因此，三药诱导方案目前还只是考虑用于临床试验。大剂量化疗通常给药方案是年轻患者给予美法仑 $200mg/m^2$，此方案对患者的肾功能几乎没有影响。

六、治疗持续时间及维持治疗的作用

M 蛋白水平维持稳定 6 个月以上（即称为平台期）的患者预后较好，应该每 3 个月随访 1 次。西南肿瘤组织的研究显示，与泼尼松每天 10mg 维持治疗相比，每天 50mg 维持治疗可提高总体生存率即无进展生存率。虽然干扰素维持治疗可以延长无进展生

存期,但总体生存率没有改善,而且干扰素的不良反应较大。化疗联合沙利度胺治疗后再给予沙利度胺维持治疗是目前比较通用的做法,而且这种维持治疗与大剂量化疗后的生存获益相关。当然,沙利度胺的维持治疗需要密切监测周围神经病变的发生,每天不超过 50mg 的剂量是大多数患者可以耐受的。目前,原则上不推荐将沙利度胺用于所有干扰素治疗的患者。来自于癌症和白血病研究组及功能性医学研究所的最新数据已经评估了来那度胺的维持治疗,两者均报告来那度胺的维持治疗可以提高无进展生存率,但是总体生存率的提高并无统计学差异。来那度胺的维持使用应考虑到患者的风险和获益,个体化治疗。

七、放疗和 / 或手术的作用

对于单发的局灶性肿瘤(如孤立性浆细胞瘤),初始可以考虑联合局部治疗,包括放疗或者手术治疗。骨型和骨外型浆细胞瘤的治疗和随访选择相似,放疗已被证明能够很好地对孤立性浆细胞瘤进行局部控制,尚不清楚孤立性浆细胞瘤治疗的最佳照射剂量。已有文献提示,放疗剂量范围为30~60Gy,中位剂量为 40Gy。对于骨型孤立性浆细胞瘤患者,NCCN 专家组建议对初始治疗和潜在可治愈的受累野进行主要放射治疗(对受累野的放疗剂量 >30Gy)。骨外型浆细胞瘤的主要治疗是受累野放疗(对受累野的放疗剂量 >30Gy),如有必要,继而行手术治疗。

但是对大多数多发性骨髓瘤而言,局部治疗往往是姑息性治疗,只能作为全身治疗的辅助措施。放射治疗在骨髓瘤中的放疗适应证是有症状的骨骼外浆细胞肿瘤、大的溶骨性病变且有骨折风险、肿瘤压迫脊髓或神经根及某些特定部位的骨折。由于放疗对骨髓功能有所损伤,会降低患者对后续化疗的耐受性,因此,对骨髓瘤放疗应保持一种保守的态度。一般而言,孤立性病变可给予的局部放疗剂量不低于 30Gy(8Gy 单次照射,或者分次量 2~3Gy,总量为 10~30Gy)。

第三节　疾病及治疗的并发症

在阐述各个治疗药物时已经提及其不良反应,此外,与骨髓瘤相关的特殊并发症还有高钙血症、感染、高黏滞综合征、肾衰竭、骨折、贫血、凝血/血栓形成及白血病等。

一、高钙血症

作为多发性骨髓瘤常见的并发症之一,高钙血症的症状千变万化,并且与沙利度胺的不良反应表现相类似,因此需要对此高度警惕。高钙血症的症状有畏寒、便秘、多尿及嗜睡,未经处理的高钙血症常导致昏迷和死亡。脱水及可能逆转的肾衰竭也与高钙血症相关。高钙血症的处理措施包括大量水化,在液体过多时使用髓袢利尿药、糖皮质激素(如泼尼松 60mg,连续 7 天)以及双膦酸盐类药物治疗。有时可以考虑使用降钙素,透析仅用于难治性病例。如果初治患者发生高钙血症,在上述治疗措施之外,还应该立即开始针对骨髓瘤的治疗。

1. 双膦酸盐类药物

（1）唑来膦酸（首选）：在无肾功能损伤的情况下给予 4mg，静脉输注 15~30 分钟。

（2）帕米膦酸：90mg，静脉输注 2 小时，间隔 30 天可重复给药。

2. 降钙素 100~300U，每 8~12 个小时皮下注射 1 次，持续 2~3 天。降钙素给药期间每天给予泼尼松 60mg，口服，可以延长降钙素的作用时间。

3. 血液透析的疗效很好，但是通常情况下不需要使用透析治疗。

二、感染

多发性骨髓瘤患者合并感染的风险增高，主要为荚膜微生物导致的感染。通常需要进行预防性及治疗性的生长因子支持治疗（如 G-CSF）。对于反复出现明显感染症状的患者，需静脉输注免疫球蛋白。

三、高黏滞综合征

多发性骨髓瘤患者高黏滞综合征少见，但在 Waldenstrom 巨球蛋白血症中比较常见。高黏滞综合征常表现为中枢神经系统受损（症状较弱，主要是难以集中精神以及头痛），偶尔可有充血性心力衰竭。对于有症状的高黏滞综合征，可以考虑血浆置换，但需要同时进行针对肿瘤的全身治疗。

四、肾衰竭

充分水化、尽可能避免使用肾毒性药物、提高对肾衰竭的警惕以及尽早对病因进行处理,这些措施均有助于帮助患者避免肾衰竭的不良后果。对于严重肾功能不良的多发性骨髓瘤患者,在排除了其他可以证实的可能病因后,应当假设患者合并有免疫性肾病而不需要进行活检,对这些患者在全身治疗的基础上考虑进行血浆置换,可以帮助患者避免频繁的透析。如果考虑化疗能够为患者带来生存获益,为了使得后续化疗可以进行,在经过上述处理措施后,严重肾功能不良仍不能缓解的情况下,应当考虑给患者进行血液透析。

五、骨折

骨折是多发性骨髓瘤患者活动困难、疼痛及必须制动的主要原因。对于患有骨疾病的患者无须过分强调多学科治疗,可以在最开始的 1~2 年内给予每月 1 次双膦酸盐类药物,在 1~2 年后减少给药频率。放疗可以用于治疗伴有疼痛的溶骨性病变。手术治疗用于预防负重骨发生严重的病理性骨折,以及治疗压缩性骨折引起的疼痛、身高降低(及椎体后凸成形术)。

六、贫血

推荐对患者监测维生素 B_{12}、叶酸及铁浓度。长期使用重组人促红细胞生成素而没有注意铁剂补充,可能导致 80% 的患者贫血无任何改善。

七、凝血 / 血栓形成

对于接受沙利度胺为基础用药或来那度胺加地

塞米松方案治疗的患者建议进行预防性抗凝治疗。可选择的药物包括低分子量肝素、凝血因子X_a以及香豆素类抗凝剂等。

八、白血病

接受以烷化剂为主要化疗剂的多发性骨髓瘤患者中,4%左右发展成急性髓细胞性白血病。骨髓增生异常综合征不仅见于老年患者,有一部分多发性骨髓瘤患者在初诊时就合并有骨髓增生异常综合征(MDS)。避免长期使用烷化剂可降低白血病的发生率。

(于世英 熊华)

参 考 文 献

[1] MATEOS M V,HERNANDEZ M,GIRALDO P,et al. Lenal-idomide plus dexamethasone for high-risk smoldering multiple myeloma. N Engl J Med,2013,369(5):438-447.

[2] DISPIENZERI A,KYLE R,KATZMANN J A,et al. Im-munoglobulin free light chain ratio is an independent risk factor for progression of smoldering(asymptomatic)multiple myeloma. Blood,2008,111(2):785-789.

[3] PAIVA B,GUTIÉRREZ N C,ROSIÑOL L,et al. High-risk cytogenetics and persistent minimal residual disease by multiparameter flow cytometry predict unsustained complete response after autologous stem cell transplantation in multiple myeloma. Blood,2012,119(3):687-691.

[4] RAJKUMAR S V,DIMOPOULOS M A,PALUMBO A,et al.

International Myeloma Working Group updated criteria for the diagnosis of multiple myeloma. Lancet Oncol,2014,15(12): e538-e548.

[5] BERGSAGEL P L,KUEHL W M. Molecular pathogenesis and a consequent classification of multiple myeloma. J Clin Oncol,2005,23(26):6333-6338.

[6] MORGAN G J,DAVIES F E,GREGORY W M,et al. First-line treatment with zoledronic acid as compared with clodronic acid in multiple myeloma(MRC Myeloma IX):a randomized controlled trial. Lancet,2010,376(9757):1989-1999.

[7] PALUMBO A,AVET-LOISEAU H,OLIVA S,et al. Revised International Staging System for multiple myeloma:A report from International Myeloma Working Group. J Clin Oncol, 2015,33(26):2863-2869.

[8] DIMOPOULOS M A,KYLE R A,ANAGNOSTOPOULOS A,et al. Diagnosis and management of Waldenstrom's macroglobulinemia. J Clin Oncol,2005,23(7):1564-1577.

[9] DURIE B G,HAROUSSEAU J L,MIGUEL J S,et al. International uniform response criteria for multiple myeloma. Leukemia,2006,20(9):1467-1473.

[10] GREIPP P R,SAN MIGUEL J,DURIE B G,et al. International staging system for multiple myeloma. J Clin Oncol,2005,23(15):3412-3420.

[11] ZAMAGNI E,NANNI C,MANCUSO K,et al. PET/CT improves the definition of complete response and allows to detect otherwise unidentifiable skeletal progression in multiple myeloma. Clin Cancer Res,2015,21(19):4384-4390.

[12] KUMAR S,PAIVA B,ANDERSON K C,et al. International Myeloma Working Group consensus criteria for response and minimal residual disease assessment in multiple myeloma. Lancet Oncol,2016,17(8):e328-e346.

[13] PALUMBO A,RAJKUMAR S V,SAN MIGUEL J F,et al. International Myeloma Working Group consensus statement for the management,treatment,and supportive care of patients with myeloma not eligible for standard autologous stem-cell transplantation. J Clin Oncol,2014,32(6):587-600.

[14] SASAKI R,YASUDA K,ABE E,et al. Multi-institutional analysis of solitary extramedullary plasmacytoma of the head and neck treated with curative radiotherapy. Int J Radiat Oncol Biol Phys,2012,82(2):626-634.

[15] MATEOS M V,HERNANDEZ M T,GIRALDO P,et al. Lenalidomide plus dexamethasone for high-risk smoldering multiple myeloma. N Engl J Med,2013,369(5):438-447.

[16] RIFKIN R M,GREGORY S A,MOHRBACHER A, et al. Pegylated liposomal doxorubicin,vincristine,and dexamethasone provide significant reduction in toxicity compared with doxorubicin,vincristine,and dexamethasone in patients with newly diagnosed multiple myeloma:a Phase III multicenter randomized trial. Cancer,2006,106(4):848-858.

[17] QUACH H,RITCHIE D,STEWART A K,et al. Mechanism of action of immunomodulatory drugs(IMiDS)in multiple myeloma. Leukemia,2010,24(1):22-32.

[18] AVET-LOISEAU H,LELEU X,ROUSSEL M,et al. Bortezomib plus dexamethasone induction improves outcome of patients With t(4;14)myeloma but not outcome of patients with del(17p). J Clin Oncol,2010,28(30):4630-4634.

[19] WEBER D M,CHEN C,NIESVIZKY R,et al. Lenalidomide plus dexamethasone for relapsed multiple myelomain North America. N Engl J Med,2007,357(21):2133-2142.

[20] HAROUSSEAU J L,ATTAL M,AVET-LOISEAU H,et al.

Bortezomib plus dexamethasone is superior to vincristine plus doxorubicin plus dexamethasone as induction treatment prior to autologous stem-cell transplantation in newly diagnosed multiple myeloma:results of the IFM 2005-01 phase Ⅲ trial. J Clin Oncol,2010,28(30):4621-4629.

[21] MOREAU P,AVET-LOISEAU H,FACON T,et al. Bortezomib plus dexamethasone versus reduced-dose bortezomib, thalidomide plus dexamethasone as induction treatment before autologous stem cell transplantation in newly diagnosed multiple myeloma. Blood,2011,118(22):5752-5758.

[22] REEDER C B,REECE D E,KUKRETI V,et al. Long-term survival with cyclophosphamide,bortezomib and dexamethasone induction therapy in patients with newly diagnosed multiple myeloma. Br J Haematol,2014,167(4): 563-565.

[23] ROUSSEL M,LAUWERS-CANCES V,ROBILLARD N, et al. Front-line transplantation program with lenalidomide, bortezomib,and dexamethasone combination as induction and consolidation followed by lenalidomide maintenance in patients with multiple myeloma:a phase Ⅱ study by the Intergroupe Francophone du Myélome. J Clin Oncol,2014, 32(25):2712-2717.

[24] DYTFELD D,JASIELEC J,GRIFFITH K A,et al. Carfilzomib,lenalidomide,and low-dose dexamethasone in elderly patients with newly diagnosed multiple myeloma. Haematologica,2014,99(9):e162-e164.

[25] STEWART A K,JACOBUS S,FONSECA R,et al. Melphalan,prednisone,and thalidomide vs melphalan, prednisone,and lenalidomide(ECOG E1A06)in untreated multiple myeloma. Blood. 2015,10,126(11):1294-1301.

[26] DIMOPOULOS M A,CHEUNG M C,ROUSSEL M,et al.

Impact of renal impairment on outcomes with lenalidomide and dexamethasone treatment in the first trial, a randomized, open-label phase 3 trial in transplant-ineligible patients with multiple myeloma. Haematologica, 2016, 101 (3): 363-370.

[27] HULIN C, BELCH A, SHUSTIK C, et al. Updated outcomes and impact of age with lenalidomide and low-dose dexamethasone or melphalan, prednisone, and thalidomide in the randomized, phase Ⅲ FIRST trial. J Clin Oncol, 2016, 34 (30): 3609-3617.

[28] ALSINA M, BECKER P S, ZHONG X, et al. Lenalidomide maintenance for high-risk multiple myeloma after allogeneic hematopoietic cell transplantation. Biol Blood Marrow Transplant, 2014, 20 (8): 1183-1189.

[29] MORGAN G J, DAVIES F E, GREGORY W M, et al. Long-term follow-up of MRC Myeloma Ⅸ trial: Survival outcomes with bisphosphonate and thalidomide treatment. Clin Cancer Res, 2013, 19 (21): 6030-6038.

[30] RAJE N, TERPOS E, WILLENBACHER W, et al. Denosumab versus zoledronic acid in bone disease treatment of newly diagnosed multiple myeloma: an international, double-blind, double-dummy, randomised, controlled, phase 3 study. Lancet Oncol, 2018, 19: 370-381.

[31] OSTERBORG A, BOOGAERTS M A, CIMINO R, et al. Recombinant human erythropoietin in transfusion-dependent anemic patients with multiple myeloma and non-Hodgkin's lymphoma—a randomized multicenter study. The European Study Group of Erythropoietin (Epoetin Beta) Treatment in Multiple Myeloma and Non-Hodgkin's Lymphoma. Blood, 1996, 87 (7): 2675-2682.

[32] BAZ R, LI L, KOTTKE-MARCHANT K, et al. The role of aspirin in the prevention of thrombotic complications of thalidomide and anthracycline-based chemotherapy for

multiple myeloma. Mayo Clin Proc,2005,80(12):1568-1574.

[33] IKHLAQUE N,SESHADRI V,KATHULA S,et al. Efficacy of prophylactic warfarin for prevention of thalidomide-related deep venous thrombosis. Am J Hematol,2006,81(6):420-422.

第六章

原发性骨肿瘤

凡发生在骨骼系统各种组织如骨、软骨、纤维组织、脂肪组织、造血组织、神经组织和未分化网状内皮结构等所引起的肿瘤均属原发性骨肿瘤。恶性原发性骨肿瘤主要包括骨肉瘤（osteosarcoma，OS）、软骨肉瘤（chondrosarcoma，CS）、骨尤因肉瘤（Ewing sarcoma，EWS）、骨未分化多形性肉瘤（undifferentiated pleomorphic sarcoma，UPS）、恶性骨巨细胞瘤（malignant giant cell tumor）、脊索瘤（chordoma）、成釉细胞瘤（ameloblastoma）、血管内皮瘤（hemangioendothelioma）、血管外皮细胞瘤（hemangiopericytoma）、骨纤维肉瘤（fibrosarcoma）等。浆细胞性骨髓瘤（plasma cell myeloma）和骨原发恶性淋巴瘤（malignant lymphoma）虽然原发于骨组织，习惯将其归入血液系统肿瘤。

第一节 发病情况

原发性骨肿瘤的发病率约为 0.01%（20~30/10万），占全部肿瘤的 6.2%。其中良性原发性骨肿瘤约占 50%，恶性原发性骨肿瘤约占 40%，瘤样病变约占 10%。良性原发性骨肿瘤以骨软骨瘤最多见，恶性原发性骨肿瘤中除浆细胞性骨髓瘤外，最常见的是骨肉瘤,约 0.1~1/10 万发病。骨肉瘤占原发性骨肿瘤的 12%~20%,占恶性原发性骨肿瘤的 20%~40%,其发病率是软骨肉瘤的 2 倍,是尤因肉瘤的 3 倍。软骨肉瘤占原发性骨肿瘤的 6.84%,占恶性原发性骨肿瘤的 19.7%。瘤样病变中,纤维异样增殖症占首位,其次为孤立性骨囊肿、嗜酸性肉芽肿、动脉瘤样骨囊肿等。

第二节　好发年龄和部位

不同病理类型的原发性骨肿瘤的好发年龄、部位、生长方式和速度以及临床表现各不相同。恶性原发性骨肿瘤多发生于男性,尤其是多发性骨髓瘤、脊索瘤等,男女之比约为 1.5∶1。骨肉瘤好发于 15 岁左右,多数发生在 10~25 岁,平均为 17~20 岁,男女之比约 2∶1。软骨肉瘤多发生在 10~60 岁年龄段,高发年龄在 20~40 岁,男性略多于女性。

约 3/4 的骨肉瘤发生在股骨远端、胫骨近端、股骨干,发病部位的比例是 4∶2∶1。多发生于靠近大关节骨骺线的远端,易于破坏骨膜形成 Codman 三角和梭形软组织肿块。发生于扁骨的骨肉瘤多见于骨盆,其次是椎骨和下颌骨。尤因肉瘤亦多发生于负重骨,发病部位与骨肉瘤相比稍远离干骺端,多数破坏骨皮质,形成特征性的葱皮状影,软组织肿块多数不明显。骨巨细胞瘤更为靠近骺线生长,形成肥皂泡状影像。由软骨骨瘤恶变的软骨肉瘤(继发性软骨肉瘤)占软骨肉瘤总数的 40% 以上,骨盆是软骨肉瘤的好发部位,亦可见于四肢长骨的近端和肩胛骨、肋骨等部位,在软组织中形成特征性的羽毛状钙化影。浆细胞骨髓瘤好发于躯干骨,脊索瘤好发于骶骨,其次是颅底。瘤样病变的好发部位以股骨和胫骨较多见,其次为肱骨、颅骨、颌骨等。原发性骨肿瘤淋巴结转移少见,肺是最常见的转移部位。

第三节 诊 断

原发性骨肿瘤的诊断主要依靠临床、影像学和病理学检查三者结合。良性的原发性骨肿瘤生长缓慢,有时与骨纤维结构不良等骨病难以鉴别。高度恶性的原发性骨肿瘤生长较快,短期内出现进行性加剧的疼痛、肿块、功能障碍三大临床症状。低度恶性的软骨肉瘤的临床表现介于两者之间。值得注意的是,缓慢生长的骨病或良性原发性骨肿瘤短期内出现三大临床症状可能是恶性变的危险信号,需要及时就诊。

一、临床表现

1. **症状与体征** 肢体的长骨是骨肉瘤等恶性原发性骨肿瘤最常见的发病部位,主要发生在生长活跃的干骺端,股骨远端和胫骨近端是最常见的肿瘤发生部位,50% 以上的骨肉瘤发生于膝关节周围,其次为肱骨近端、腓骨近端和髂骨等处。恶性原发性骨肿瘤最早的症状是患部疼痛,开始为隐痛,后变为持续性和渐进性加重,呈跳动性,活动时疼痛加重,夜间尤为明显。由于发病以青少年居多,且好发于负重骨,绝大多疼痛发生于运动后,误以为运动损伤而延误诊断。随后出现局部肿块,并呈进行性增大,局部皮肤温度升高时已经达到局部晚期,严重者可能出现病理性骨折。局部晚期骨肉瘤患者就诊时,半数合并肺转移。

体检可见局部肿胀、压痛。压痛点在关节旁而不在关节内。肿块大小或肿胀程度随着肿瘤侵犯范围和部位深浅而有所不同,一般边界不清,其硬度与肿瘤的成分有关。

大多数患者就诊前病史为 2~4 个月,肿瘤分化明显者约为半年。局部早期就诊者症状不典型,无明显的消瘦等全身症状,极易与外伤相混淆。随着病情进展,可出现发热、消瘦、贫血。发生肺转移的患者可伴有咳嗽及咯血。

2. 实验室检查

(1)红细胞沉降率:约半数患者红细胞沉降率加快,多发生在肿瘤负荷大、组织分化差、进展快的病例。红细胞沉降率可作为肿瘤术后复发、转移或进展的监测指标之一,但敏感性和特异性均不高。

(2)碱性磷酸酶:50%~70% 的骨肉瘤患者可出现碱性磷酸酶升高,尤其是肿瘤进展快、发生转移的病例可明显升高。切除肿瘤和化疗后可降低,如果发生复发或转移可再次升高。因此,碱性磷酸酶可作为对复发和转移的监测和对预后评估的指标之一,但同样不够敏感。其亚型骨特异性碱性磷酸酶由成骨细胞合成,诊断恶性原发性骨肿瘤的敏感性相对较高。

二、影像学检查

1. **X射线片检查**　X射线片是诊断骨肉瘤的基本影像学检查,原发性骨肿瘤常规需要拍摄正侧位片。典型的长骨骨肉瘤X射线片表现为干骺端浸润性、弥漫性骨质破坏,程度不同、范围不一、边缘不清,病变可呈溶骨和硬化混合存在,或以1种表现为主。病变累及周围软组织时,X射线片可见软组织影,内部可见各种形态的瘤骨。骨膜反应呈Codman三角或"日光"放射状表现。Codman三角是在肿瘤边缘掀起骨膜与皮质相交处,形成新骨,表现为三角形骨膜反应。"日光"放射状阴影是肿瘤向软组织内浸润生长的一种表现,是供应肿瘤的垂直微血管周围的肿瘤性成骨。胸片可显示骨肉瘤肺转移,但早期发现和诊断肺内微小转移瘤明显不及胸部CT。

2. **超声检查**　超声检查的优势在于便捷、经济、无辐射;缺点是特异性较差、组织学定性能力低,对于较大、深部肿瘤的诊断和鉴别诊断价值相对不高,对于早期发现区域淋巴结和肝脏等器官是否转移、早期发现胸腔积液、探查相邻大血管与肿瘤的边缘关系及是否有血栓和瘤栓具有一定的临床价值。对于较大、浅表的肢体原发性骨肿瘤采用超声引导下穿刺活检术具有简便易行、经济、定位准确等优点。

3. **CT检查**　CT较X射线检查有更高的软组织分辨率,避免前后重叠,可以采用软组织窗和骨窗的双窗位观察,是诊断恶性原发性骨肿瘤肺转移、胸腔积液和胸壁骨肿瘤的最有效的方法。采用增强扫描以提高组织间对比度,并且可以了解肿瘤的血供情况,根据不同的 CT 值准确区分诸如骨、软组织、脂肪、血管、囊肿等不同的结构,通过观察肿瘤血供可以进一步明确脊柱、骨盆和其他部位较深的原发性骨肿瘤病变的边界以及与周围组织结构的关系,为临床提供更详尽的诊断资料。CT 显示细小钙化、骨化及骨质破坏等方面优于 MRI,对一些扁平骨如骨盆、肩胛骨、脊椎的棘突的显像亦优于 MRI,但其软组织的分辨率远不及 MRI。CT 引导下的穿刺活检具有损伤少、费用低和准确性高的特点。

4. **MRI 检查** MRI 是各部位原发性骨肿瘤,特别是脊柱原发性骨肿瘤临床诊断最常用的影像学检查方法,所获取的临床信息远高于其他影像学手段。应用 T1 和 T2 加权像自旋回波序列对肿瘤进行横断面、冠状面和矢状面成像,是准确显示骨内外肿瘤的最佳手段。MRI 通过多平面扫描、多序列检查的方法可以从各种不同的角度和方向准确显示原发性骨肿瘤的部位及其与周围结构的关系,还可以通过增强扫描或 MRI 血管造影(MRA)检查以明确病变血供及其与邻近血管、神经干的关系,对髓内和软组织病变范围的显示更为清楚。MRI 是目前四肢、骨盆、脊柱及颌面骨等部位原发性骨肿瘤诊断与鉴别诊断、分期、手术治疗方案制订、术后随访的最重要的影像学检查。MRI 引导下原发性骨肿瘤的穿刺活检比 CT 定位更准确,可以避免穿刺到坏死、囊变和出血等部位,提高了活检的阳性率,但检查费用相对较高。

5. **DSA 检查** DSA 有助于确定肿瘤部位、范围、与血管的关系,根据肿瘤的血管化程度,可以帮助肿瘤的良、恶性鉴别。随着 CT 和 MRI 的广泛应用,尤其是 CT 血管造影(CTA)和 MRI 血管造影(MRA)技术的发展,DSA 应用于原发性骨肿瘤诊断日益减少,地位有所下降,更多用于动脉栓塞灌注化疗时。

6. ECT 检查 全身骨骼放射性核素显像可显示骨肉瘤的部位和范围、骨转移灶的部位和数目,可作为临床分期的方法之一,但不作为确诊手段。

7. PET 和 PET/CT 检查 PET 是一种无创性、功能性的检查手段,通过测定肿瘤对葡萄糖(^{18}F-FDG)的摄取来确定肿瘤的代谢率,进而初步判断肿瘤的良、恶性以及恶性程度。PET/CT 将核素检查的敏感性和 CT 的空间定位相结合,对骨肿瘤良、恶性的鉴别、准确分期、判断术后残留、早期发现肿瘤复发和转移、预后判断等方面具有重要的价值。由于PET/CT 显示原发性骨肿瘤的大小、范围以及与周边组织的关系等局部细节不如 CT 及 MRI,不建议作为手术前的常规检查手段。

三、病理学检查

对所有临床、影像学检查可疑恶性原发性骨肿瘤的患者,活检是明确诊断和临床分期的必要措施,也是确定手术方式的最主要的依据。活检必须在有一定诊治经验的原发性骨肿瘤专科进行,病理诊断需要由有丰富骨肿瘤临床诊断经验的病理学医师确认。活检前必须做好周密的计划,以便于在之后的肿瘤整块切除过程中连同活检针道一并切除。

1. 空芯针穿刺活检 一旦临床诊断考虑为原

发性骨肿瘤,不建议行细针穿刺细胞学诊断。空芯针穿刺活检创伤小,且穿刺针道(活检道)易于手术中一并切除,是目前最常用的活检手段,对标本作出定性诊断较细针穿刺活检的准确率明显升高。由于每次获取的标本量仍有限,对于明确的病理诊断特别是分型有其局限性,往往需要多位有经验的病理学医师会诊,但最终诊断有待完整的手术标本检查。

2. **切开活检**　切开活检主要用于空芯针穿刺活检无法明确病理诊断而影响进一步治疗的患者。由于切开活检创伤较大、出血较多,术中切开包膜或假包膜获取肿瘤组织时需要打开间室,容易造成人为的局部种植和远处转移。对于切开活检后不能及时手术的患者,需要及时采取放化疗等抗肿瘤措施。

3. **术中冰冻**　因原发性骨肿瘤的病理诊断较为复杂且专业性强、标本需要脱钙等特殊处理等,原发性骨肿瘤应尽可能在术前通过各种活检方法获得病理确诊,特别是对可能采取截肢或半骨盆切除等创伤较大手术的病例,原则上不主张通过术中冰冻切片临时诊断。

第四节　病理分类和分期

一、原发性骨肿瘤的病理分类

目前,最常用的原发性骨肿瘤分类是世界卫生组织按照组织来源进行分类,重点突出遗传学分型在肿瘤分类中的地位,并将各种类型的肿瘤视为独立的病种(表6-1)。

表 6-1 WHO 2013 年骨肿瘤分类

英文名	中文名	国际疾病分类号
1. chondrogenic tumor	软骨源性肿瘤	
benign	良性	
osteochondroma	骨软骨瘤	9210/0
chondroma	软骨瘤	9220/0
enchondroma	内生软骨瘤	9220/0
periosteal chondroma	骨膜软骨瘤	9221/0
osteochondromyxoma	骨软骨黏液瘤	9211/0*
subungual exostosis	甲下外生骨疣	9213/0*
bizarre parosteal osteo-chondromatous proliferation	奇异性骨旁骨软骨样增生	9212/0*
synovial chondromatosis	滑膜软骨瘤病	9220/0
intermediate (locally aggressive)	中间型(局部侵袭性)	
chondromyxoid fibroma	软骨黏液样纤维瘤	9241/0
atypical cartilaginous tumour/chondrosarcoma, grade I	非典型软骨样肿瘤/软骨肉瘤 I 级	9222/1*
intermediate (rarely metastasizing)	中间型(偶见转移型)	
chondroblastoma	软骨母细胞瘤	9230/1*
malignant	恶性	
chondrosarcoma, grade II, grade III	软骨肉瘤 II、III 级	9220/3
dedifferentiated chondrosarcoma	去分化型软骨肉瘤	9243/3

续表

英文名	中文名	国际疾病分类号
mesenchymal chondrosarcoma	间叶型软骨肉瘤	9240/3
clear cell chondrosarcoma	透明细胞型软骨肉瘤	9242/3
2. osteogenic tumor	**骨源性肿瘤**	
benign	**良性**	
osteoma	骨瘤	9180/0
osteoid osteoma	骨样骨瘤	9191/0
intermediate（locally aggressive）	中间型（局部侵袭性）	
osteoblastoma	骨母细胞瘤	9200/0
malignant	**恶性**	
low-grade central osteosarcoma	低级别中心性骨肉瘤	9187/3
conventional osteosarcoma	传统型骨肉瘤	9180/3
chondroblastic osteosarcoma	成软骨型骨肉瘤	9181/3
fibroblastic osteosarcoma	成纤维型骨肉瘤	9182/3
osteoblastic osteosarcoma	成骨型骨肉瘤	9180/3
telangiectatic osteosarcoma	毛细血管扩张型骨肉瘤	9183/3
small cell osteosarcoma	小细胞型骨肉瘤	9185/3
secondary osteosarcoma	继发型骨肉瘤	9184/3
parosteal osteosarcoma	骨旁型骨肉瘤	9192/3
periosteal osteosarcoma	骨膜型骨肉瘤	9193/3

续表

英文名	中文名	国际疾病分类号
high-grade surface osteosarcoma	高级别表面骨肉瘤	9194/3
3. fibrogenic tumor	**纤维源性肿瘤**	
intermediate（locally aggressive）	**中间型（局部侵袭性）**	
desmoplastic fibroma of bone	骨的促结缔组织增生性纤维瘤	8823/1*
malignant	**恶性**	
fibrosarcoma of bone	骨的纤维肉瘤	8810/3
4. fibrohistiocytic neoplasm	**纤维组织细胞性肿瘤**	
benign fibrous histiocytoma/Non-ossifying fibroma	良性纤维组织细胞瘤 / 非骨化纤维瘤	8830/0
5. haematopoietic neoplasm	**造血系统肿瘤**	
malignant	**恶性**	
plasma cell myeloma	浆细胞骨髓瘤	9732/3
solitary plasmacytoma of bone	骨的孤立性浆细胞瘤	9731/3
primary non-Hodgkin lymphoma of bone	骨的原发非霍奇金淋巴瘤	9591/3
6. osteoclastic giant cell rich tumor	**富于巨细胞的破骨细胞肿瘤**	
benign	**良性**	
giant cell lesion of the small bones	小骨的巨细胞病变	

续表

英文名	中文名	国际疾病分类号
intermediate（locally aggressive，rarely metastasizing）	中间型（局部侵袭性，偶见转移型）	
giant cell tumour of bone	骨巨细胞瘤	9250/1
malignant	恶性	
malignancy in giant cell tumour of bone	恶性骨巨细胞瘤	9250/3
7. notochordal tumor	脊索样肿瘤	
benign	良性	
benign notochordal cell tumor	良性脊索样细胞瘤	9370/0*
malignant	恶性	
chordoma	脊索瘤	9370/3
8. vascular tumor	血管肿瘤	
benign	良性	
haemangioma	血管瘤	9120/0
intermediate（locally aggressive，rarely metastasizing）	中间型（局部侵袭性，偶见转移型）	
epithelioid haemangioma	上皮样血管瘤	9125/0
malignant	恶性	
epithelioid haemangioendothelioma	上皮样血管内皮瘤	9133/3
angiosarcoma	血管肉瘤	9120/3
9. myogenic tumor	肌源性肿瘤	
benign	良性	
leiomyoma of bone	骨的平滑肌瘤	8890/0

续表

英文名	中文名	国际疾病分类号
malignant	恶性	
leiomyosarcoma of bone	骨的平滑肌肉瘤	8890/3
10. lipogenic tumor	脂肪源性肿瘤	
benign	良性	
lipoma of bone	骨的脂肪瘤	8850/0
malignant	恶性	
liposarcoma of bone	骨的脂肪肉瘤	8850/3
11. tumor of undefined neoplastic nature	未明确肿瘤性质的肿瘤	
benign	良性	
simple bone cyst	单纯性骨囊肿	
fibrous dysplasia	纤维结构不良	8818/0*
osteofibrous dysplasia	骨性纤维结构不良	
chondromesenchymal hamartoma	软骨间叶性错构瘤	
Rosai-Dorfman disease	Rosai-Dorfman 病	
intermediate (locally aggressive)	中间型(局部侵袭性)	
aneurysmal bone cyst	动脉瘤样骨囊肿	9260/0*
Langerhans cell histiocytosis	朗格汉斯细胞组织细胞增生症	
monostotic	单骨型	9752/1*
polystotic	多骨型	9753/1*
Erdheim-Chester disease	Erdheim-Chester 病	9750/1*
12. miscellaneous tumor	杂类肿瘤	
Ewing sarcoma	尤因肉瘤	9364/3

续表

英文名	中文名	国际疾病分类号
adamantinoma	釉质瘤	9261/3
undifferentiated high-grade pleomorphic sarcoma of bone	骨的未分化高级别多形性肉瘤	8830/3

注:①生物学行为编码,/0 表示良性肿瘤;/1 表示未特别指出的、交界性的或行为不确定的;/2 表示原位癌和Ⅲ级上皮内瘤变;/3 表示恶性肿瘤。②带"*"的新编码由 IARC/WHO 的 ICD-O 委员会于 2012 年通过。

二、原发性骨肿瘤的分期

1. Enneking 分期 肌肉骨骼肿瘤学会(Musculoskeletal Tumor Society, MSTS)分期系统由美国佛罗里达大学的 Enneking 教授在 1980 年提出并逐步完善,是针对良、恶性骨与软组织肿瘤分期的系统,即 GTM 外科分期(表 6-2)。该系统将肿瘤的组织学分级及肿瘤大小、深度、区域淋巴结转移和远处转移相结合,具有指导临床治疗及判断预后的价值。最终根据 GTM 的不同组合对肿瘤进行分期,其中,良性肿瘤的分期以阿拉伯数字 1、2、3 表示,恶性肿瘤的分期以罗马数字 Ⅰ、Ⅱ、Ⅲ 表示(表 6-3 和表 6-4)。

表 6-2 Enneking GTM 分期

病理分级(G)	外科部位(T)	转移(M)
G_0 良性肿瘤	T_0 肿瘤由完整的纤维组织囊所包绕或反应骨所包绕	M_0 无局部淋巴结转移和远隔转移

续表

病理分级（G）	外科部位（T）	转移（M）
G_1 低度恶性肿瘤	T_1 肿瘤位于囊外，间隔内	M_1 有局部淋巴结转移和远隔转移
G_2 高度恶性肿瘤	T_2 肿瘤位于囊外，间隔外；超过肿瘤的间隔或起源于分界不清的间隔	

注：间隔是指骨内、筋膜下、肌间隔及骨膜内或骨旁间隔及潜在的间隔。

表 6-3　良性原发性骨肿瘤的外科分期及治疗措施

分期	分级	部位	转移	临床进程	治疗措施
1	G_0	T_0	M_0	潜隐性、静止性，有自愈倾向	病灶内手术
2	G_0	T_0	M_0	进行性发展，膨胀性生长	边缘手术 ± 辅助治疗
3	G_0	$T_{1\sim2}$	$M_{0\sim1}$	具有侵袭性	广泛手术 ± 辅助治疗

表 6-4　恶性原发性骨肿瘤的外科分期及治疗措施

分期	分级	部位	转移	治疗措施
I_A	G_1	T_1	M_0	广泛手术：广泛局部切除
I_B	G_1	T_2	M_0	广泛手术：截肢
II_A	G_2	T_1	M_0	根治手术：根治性整块切 + 辅助治疗
II_B	G_2	T_2	M_0	根治手术：根治性截肢 + 辅助治疗

续表

分期	分级	部位	转移	治疗措施
III_A	G_{1-2}	T_1	M_1	肺转移灶切除,根治性或姑息性切除 + 辅助治疗
III_B	G_{1-2}	T_2	M_1	肺转移灶切除,根治性截肢或姑息性切除加辅助治疗

2. **AJCC/UICC 的 TNM 分期** TNM 分期系统是目前国际上最为通用的肿瘤分期系统。首先由法国人 Pierre Denoix 于 1943—1952 年提出,之后美国癌症联合委员会(American Joint Committee on Cancer, AJCC)和国际抗癌联盟(Union for International Cancer Control, UICC)逐步开始建立国际性的分期标准(表 6-5 和表 6-6)。

表 6-5 AJCC/UICC 原发性骨肿瘤的 TNM 定义与组织学分级(2009 年)

T:原发肿瘤

T_X 原发肿瘤无法评价

T_0 无原发肿瘤证据

T_1 肿瘤最大径 ≤8cm

T_2 肿瘤最大径 >8cm

T_3 原发部位有不连续的肿瘤

N:区域淋巴结

N_X 区域淋巴结无法评价

N_0 区域淋巴结无肿瘤转移

N_1 区域淋巴结有肿瘤转移

注:因骨肿瘤的淋巴结转移很少见,N_X 的说法可能不适合,如果缺乏足够的证据,N_X 可被认为是 N_0

续表

M:远处转移

M_X 远处转移灶不能评价

M_0 无远处转移

M_1 有远处转移

M_{1a} 肺

M_{1b} 其他远处部位

G:组织学分级

G_X 分级无法评价

G_1 高分化(低级别)

G_2 中分化(低级别)

G_3 低分化

G_4 未分化

注:尤因肉瘤为 G_4。

表 6-6 AJCC/UICC 原发性骨肿瘤的 TNM 分期(2009 年)

分期	原发肿瘤	区域淋巴结	远处转移	分级
I_A 期	T_1	N_0	M_0	$G_{1,2}$ 低级
I_B 期	T_2	N_0	M_0	$G_{1,2}$ 低级
II_A 期	T_1	N_0	M_0	$G_{3,4}$ 高级
II_B 期	T_2	N_0	M_0	$G_{3,4}$ 高级
III 期	T_3	N_0	M_0	任何 G
IV_A 期	任何 T	N_0	M_{01a}	任何 G
IV_B 期	任何 T	N_1	任何 M	任何 G
	任何 T	N_0	M_{01b}	任何 G

第五节　治疗原则

恶性原发性骨肿瘤无论病理类型和分级如何，治疗仍遵循多学科综合诊治原则。外科手术仍是目前治疗恶性原发性骨肿瘤的最主要的手段。对于已经获得 R_0 切除、病理低级别的恶性原发性骨肿瘤，术后予以定期随访或局部辅助放射治疗即可。对于一期难以切除或对化疗敏感的原发性骨肿瘤等，需要多学科综合治疗的理念已被学术界广泛接受。根据患者的年龄、身体基本状况、病理类型和肿瘤侵犯的范围等，认真阅片分析病情，本着对患者施行最有利于疾病治疗和改善预后的个体化治疗原则，制订出有计划、按步骤逐步实施的整体治疗方案，如术前新辅助放化疗和介入治疗、术后辅助放化疗、转移瘤的手术或立体定性放射治疗等，尽量让患者在多学科综合治疗中最大获益。

第六节　恶性原发性骨肿瘤的合理用药

20 世纪 70 年代开展的以大剂量 MTX 为主的化疗，将骨肉瘤的 5 年生存率由原来的 20% 提高到了 60%，骨肉瘤和 Ewing 肉瘤的辅助和新辅助化疗已经成为标准的治疗模式。恶性原发性骨肿瘤的内科治疗主要包括化学治疗（化疗）、分子靶向治疗和免疫治疗等，正逐渐成为恶性原发性恶性骨肿瘤综合治疗中不可或缺的组成部分，对于提高恶性原发性骨肿瘤的手术切除率、增加保肢机会、降低术后肿瘤复发和转移的风险、延长患者的总生存期和提高生活质量等起到重要作用。

一、化学治疗

化疗是采用细胞毒性药物治疗恶性肿瘤的一种治疗方法,也是当今恶性原发性骨肿瘤最重要的内科治疗手段。根据手术前后时序分为新辅助化疗和辅助化疗,根据治疗目的可以分为根治性化疗和姑息性化疗,根据给药途径分为口服化疗、静脉化疗、动脉灌注化疗等。不同的化疗方式可以与手术治疗、放射治疗、动脉灌注化疗以及其他局部治疗手段有机结合,开展个体化的多学科综合治疗。

对于不可切除的局部晚期或已出现远处转移的恶性原发性骨肿瘤,积极的姑息性化疗有利于减轻症状、延长生存期和提高生活质量。但姑息性化疗需要充分权衡利弊,对于年老体衰、一般状况不佳、多线化疗失败、已经证明很难从化疗中获益、预计生存期 <3 个月的患者,提倡以对症治疗为主。化疗不仅无法延长患者的生存期,还有可能降低患者的生活质量甚至缩短生存期。

1. **新辅助化疗** 新辅助化疗(neoadjuvant chemotherapy,NAC)或称诱导化疗,是指在手术或放疗前实施的化疗,包括 4~6 个周期的静脉化疗或选择性动脉灌注化疗等。如患者的身体状况允许,新辅助化疗尽量使用联合用药方案。新辅助化疗的主要目的包括:

(1)骨肉瘤、骨尤因肉瘤、高级别的骨未分化多形性肉瘤、间叶型或去分化软骨肉瘤等高级别或对化疗较为敏感的恶性原发性骨肿瘤术前需要常规进行新辅助化疗,不仅可明显降低局部肿瘤负荷,有利于完整切除肿瘤和保肢治疗,更重要的是减少术后早期复发和远处转移的概率,提高患者的无病生存率和总生存率。

(2)通过术前影像学检查评估和术后肿瘤坏死率的测定,有助于早期明确肿瘤对某些化疗药物和方案的敏感性,对于术后辅助化疗方案的制订具有指导意义。

(3)局部晚期无法手术切除或预期切除肿瘤后无法达到安全外科边界及无法保肢的恶性原发性骨肿瘤,新辅助化疗可以达到提高肿瘤切除率特别是R_0切除率、增加保肢机会的目的。

(4)对于局部复发的恶性原发性骨肿瘤需要二次手术切除或已经发生远处转移需要姑息性手术的患者,新辅助化疗可以早期消灭全身其他部位的亚临床病灶,降低术后的局部肿瘤复发率和其他部位转移率。

2. **辅助化疗** 术后辅助化疗(adjuvant chemotherapy,AC)理论上是消灭亚临床病灶,减少或推迟远处转移和复发,提高治愈率的有效方法。辅助化疗是目前骨肉瘤、骨尤因肉瘤、高级别的骨未分化多形性肉瘤、间叶型或去分化软骨肉瘤等高级别或对化疗敏感的恶性原发性骨肿瘤的标准治疗方法。

对于大多数恶性原发性骨肿瘤,术后辅助化疗一般不少于9个周期。骨肉瘤推荐12~15个周期,高级别的骨未分化多形性肉瘤和去分化软骨肉瘤的辅助化疗参照骨肉瘤;骨尤因肉瘤推荐 16~18 个周期,间叶型软骨肉瘤的辅助化疗参照骨尤因肉瘤。其他类型的骨肿瘤存在以下情况推荐辅助化疗:①最长径超过 8cm,或有骨外软组织、血管、神经等侵犯的高级别骨肿瘤;②肿瘤局部复发再次切除或远处转移瘤局部治疗后。

3. **姑息性化疗** 对于局部晚期或转移性、无法手术切除的恶性原发性骨肿瘤,积极有效的化疗有利于减轻症状、延长生存期和提高生活质量,并已经得到国内外学术界的广泛认同。即使对化疗相对不敏感的恶性原发性骨肿瘤,只要患者具备化疗条件,就可以使用姑息性化疗(palliative chemotherapy,PC),特别对于既往未接受过化疗的患者,姑息性化疗是非常值得尝试的。

姑息性化疗药物可以选择单药或联合用药,一线化疗方案治疗失败后建议试用二线方案,二线方案可根据不同的病理类型进行选择,部分恶性原发性骨肿瘤目前缺乏统一的二线治疗药物。如果患者的 ECOG-PS>2 分或者二线化疗失败的恶性原发性骨肿瘤均不推荐继续化疗,部分病理类型的恶性原发性骨肿瘤根据国内外指南可以选用分子靶向治疗,也可参加新药临床试验。

二、化疗药物及方案

骨肉瘤新辅助化疗方案的疗效需要通过影像学检查和对手术后的病理标本进行肿瘤坏死率测定两个方面来进行评估,肿瘤坏死率和影像学评估的结果并不完全相同,肿瘤坏死率为Ⅲ~Ⅳ级(坏死面积≥90%)的患者术后辅助化疗可以沿用新辅助化疗方案,坏死率为Ⅰ~Ⅱ级(坏死面积<90%)的患者术后辅助化疗需要调整方案,但是否有助于提高总生存率并无定论。骨肉瘤常用的一线化疗方案推荐见表6-7。

表 6-7　骨肉瘤常用的一线化疗方案推荐

骨肉瘤研究小组及方案名称	方案
IOR/OS-2(Rizzoli's 2th protocol)	术前:HDMTX-CF 8g/m^2 iv 6h d1、28+CDP 120mg/m^2 iv 72h d7、34,ADM 60mg/m^2 iv 8h d9、36,术前化疗结束3周手术,保肢术后 10~21 天或术后截肢术后 3~5 天开始化疗 术后:如坏死率>90%,ADM 45mg/m^2 iv 4h 连续 2 天,d1、48、96、144+HDMTX-CF 8g/m^2 iv 6h d21、69、117+CDP 120mg/m^2 iv d27、75、123 如坏死率<90%,ADM 45mg/m^2 iv 4h 连续 2 天,d1、69、138、207+IFO 2g/m^2 iv 90min 连续 5 天,d21、90、159+HDMTX-CF 8g/m^2 iv 6h d42、111、180+CDP 联合 VP-16(CDP 120mg/m^2 iv,VP-16 120mg/m^2 iv 1h 连续 3 天,d48、117、186
COSS-80	术前:ADM 45mg/m^2 iv 连续 2 天,week1;HDMTX-CF 12g/m^2 iv week3、4、8、9+CDP 120mg/m^2 iv week5,手术 week10 术后:ADM 45mg/m^2 iv 连续 2 天,week1、10、20;HDMTX-CF 12g/m^2 iv week3、4、8、9、14、15、18、19、23、24+CDP 120mg/m^2 iv week5、15、25

续表

骨肉瘤研究小组及 方案名称	方案
IOR/OS-N5 （Rizzoli's 5th protocol）	术前：HDMTX-CF 12g/m^2 iv 4h week0、6（如血药峰浓度 <1 000μmol/L，MTX 加至 14g/m^2）+CDP 120mg/m^2 icv 48h 联合 ADM 75mg/m^2 icv 24h week1、7+IFO 15g/m^2 icv 120h 连续 5 天，week 4、10，手术 week12，术后 10~15 天开始术后化疗 术后：ADM 90mg/m^2 icv 24h week13、22、31+IFO 15g/m^2 icv 120h 连续 5 天，week 16、25、34+HDMTX-CF 12g/m^2 iv 4h week18、27、36（如血药峰浓度 < 1 000μmol/L，MTX 加至 14g/m^2）+CDP 120mg/m^2 icv 48h week19、28、37
上海市第六人民医院肿瘤内科方案	术前：HDMTX-CF 10g/m^2 iv 4h week0、6+CDP 100mg/m^2 iv 联合 ADM 75mg/m^2 iv week1、7+IFO 2g/m^2 iv 连续 5 天，week 4、10，手术 week12，术后 10~15 天开始术后化疗 术后：如坏死率 >90%，同术前化疗方案用法，每个药用 3 个周期；如坏死率 <90%，同术前化疗方案用法，每个药用 4 个周期

　　术后辅助化疗期间或结束后 6 个月以内出现肿瘤复发、转移的患者需要换二线方案化疗，12 个月以上的患者可以考虑继续采用辅助化疗方案，6~12 个月的患者根据具体情况和本人意愿决定是否需要调整用药。

晚期恶性原发性骨肿瘤患者所有一线化疗药物治疗失败后,可以直接进入二线化疗,也可以通过提高一线药物的剂量或改变使用方式等手段使患者再次获益。

二线内科治疗失败后首先推荐患者参加新药临床试验或研究,其次是尝试接受分子靶向治疗和免疫治疗,但必须事先向患者及家属告知所用药物是否在国内上市、是否在国内外具有恶性原发性骨肿瘤治疗的适应证、是否被国内外恶性原发性骨肿瘤诊治指南或专家共识所推荐,使用者必须有能力和经验正确处理该药物出现的不良反应。

二线以后化疗的临床疗效和生存获益均不肯定,患者却可能因化疗不良反应导致生活质量严重受损,甚至总生存期缩短,因此,需要权衡利弊后谨慎开展,不作为常规推荐。

1. 骨肉瘤(2A 类推荐)、高级别的骨未分化多形性肉瘤(2B 类推荐)、去分化软骨肉瘤(2B 类推荐)

(1)一线化疗推荐

1)AP(ADM 75mg/m^2 d1+DDP 75mg/m^2,q3w)

2)MAP(HD-MTX 8~10g/m^2 d1+ADM 60mg/m^2 d1+DDP 75mg/m^2,q3w)

3)MAIP(ADM 60mg/m^2 d1+DDP 75mg/m^2+IFO 1.8g/m^2 d1~4+HD-MTX 8~10g/m^2 d1,q3w)

4)IEP(EPI 90mg/m^2 d1+DDP 100mg/m^2 d1+IFO 2g/m^2 d2~4,q3w)

(2)二线化疗推荐

1)GEM 675mg/m^2 d1、8+TXT 75~100mg/m^2 d8,q3w

2）CTX 4g/m² d1+VP-16 200mg/m² d2~4,q3~4w

3）CTX 250mg/m² d1~5+TPT 0.75mg/m² d1~5,q3w

4）GEM 1g/m² d1、8、15,q4w

5）IE（IFO 1.8g/m² d1~4+VP-16 100mg/m² d1~4,q3w）

6）ICE（IFO 1.8g/m² d1~5+VP-16 100mg/m² d1~5+CBP 400mg/m² d1~2,q3w）

7）MIE（HD-MTX 8~10g/m² d1+IFO 1.8g/m² d1~4+VP-16 100mg/m² d1~4,q3w）

2. **骨尤因肉瘤（2A 类推荐）、间叶性软骨肉瘤（2B 类推荐）**

（1）一线化疗（初治、新辅助、辅助化疗）推荐

1）VAC/IE（VCR 1.5mg/m² d1+ADM 30mg/m² d1~2+CTX 250mg/m² d1~5,q3w/IFO 1.8g/m² d1~4+VP-16 100mg/m² d1~4,q3w）

2）VAI（VCR 1.5mg/m² d1+ADM 30mg/m² d1~2+IFO 1.8g/m² d1~4,q3w）

3）VIDE（VCR 1.5mg/m²+IFO 1.8g/m² d1~4+ADM 30mg/m² d1~2+VP-16 100mg/m² d1~4,q3w）

（2）一线化疗（转移初治）推荐

1）VAC（VCR 1.5mg/m² d1+ADM 30mg/m² d1~2+CTX 250mg/m² d1~5,q3w）

2）VAC/IE（VCR 1.5mg/m² d1+ADM 30mg/m² d1~2+CTX 250mg/m² d1~5,q3w/IFO 1.8g/m² d1~4+VP-16 100mg/m² d1~4,q3w）

3）VAI（VCR 1.5mg/m² d1+ADM 30mg/m² d1~2+IFO 1.8g/m² d1~4,q3w）

4）VIDE（VCR 1.5mg/m^2+IFO 1.8g/m^2 d1~4+ADM 30mg/m^2 d1~2+VP-16 100mg/m^2 d1~4，q3w）

（3）二线化疗（复发、抗拒或转移）推荐

1）CTX 250mg/m^2 d1~5+TPT 0.75mg/m^2 d1~5，q3w

2）CPT-11 10~20mg/m^2 d1~5，8~12±TMZ 100mg/m^2 d1~5，q4w

3）IE（IFO 1.8g/m^2 d1~4+VP-16 100mg/m^2 d1~4，q3w）

4）ICE（IFO 1.8g/m^2 d1~4+VP-16 100mg/m^2 d1~4+CBP 400mg/m^2 d1，q3w）

5）GT（GEM 675mg/m^2 d1、8+TXT 75~100mg/m^2 d8，q3w）

3. 普通型软骨肉瘤（1~3级）

（1）目前尚无标准化疗方案。

（2）出现远处转移的高级别软骨肉瘤推荐环磷酰胺＋西罗莫司（2B类推荐），或参考骨肉瘤化疗方案。

4. 对于二线化疗治疗失败的原发性骨肿瘤很少从三线化疗中获益，亦无准确的三线化疗方案推荐。主张参与临床研究或试用小分子TKI类药物。

三、分子靶向治疗

分子靶向治疗（molecular targeted therapy，MTT）是基于肿瘤分子生物学基础，利用能够影响肿瘤组织或细胞增殖的特异性结构分子作为靶点，使用相应的结合抗体或配体与这些靶分子特异性结合，从而达到干扰肿瘤组织或细胞增殖目的的治疗手段。

MIT可以单独使用,也可以与放化疗联合使用。

恶性原发性骨肿瘤与肺癌等肿瘤不同,均无明确的治疗靶点。目前,国内外开展的临床研究较多,药物主要集中在多靶点药物的小分子酪氨酸激酶抑制剂(tyrosine kinase inhibitor,TKI),主要用于治疗化疗失败或不能耐受化疗的晚期复发与转移患者。其目的是缓解症状,延长患者生存期。

有一些小样本的临床研究发现,小分子TKI药物可能对远处转移的患者有PFS和OS治疗优势。目前,主要临床研究集中在索拉非尼或索拉非尼+依维莫司,4~6个月的PFS约为45%,mPFS达到4~5个月,索拉非尼单药的OS为7个月。近年,国外学者陆续报道培唑帕尼治疗转移性骨肉瘤有效的病例,PFS 3~6个月,建议进行大样本多中心临床试验。

最近,姚阳等应用阿帕替尼500mg/d治疗复发和远处转移的骨肉瘤26例,随访1年后发现RR达到42.3%,DCR=80.8%,mPFS达到8个月。作为复发后的一线治疗,12个月的PFS可达51.3%,OS达到83%,3级不良反应的发生率为11.5%。

推荐药物及其剂量包括阿帕替尼500~750mg qd po;索拉非尼400mg bid po;索拉非尼400mg bid po+依维莫司10mg qd po;西罗莫司 ± 环磷酰胺。

四、免疫治疗

米伐木肽(mifamurtide)即复合胞壁酰三肽磷脂酰乙醇胺,是微脂粒包裹的胞壁酰三肽磷脂酰乙醇胺(liposomal muramyl tripeptide phosphatidylethanolamine,

L-MTP-PE）。L-MTP-PE 是细胞壁酰二肽的类似物，为一种非特异性的免疫调节剂，具有激活巨噬细胞和单核细胞的能力，从而杀伤肿瘤细胞。米伐木肽注射液于 2009 年被欧洲药品管理局（European Medicines Agency，EMA）批准联合化疗治疗非转移性可切除的骨肉瘤，该药在土耳其、墨西哥和以色列也被批准使用，但目前尚未得到 FDA 批准。

（孙元珏　姚阳　王臻）

参 考 文 献

[1] BRAMWELL V H C，BURGERS M，SNEATH R，et al. A comparison of two short intensive adjuvant chemotherapy regimens in operable osteosarcoma of limbs in children and young adults：The first study of the European Osteosarcoma Intergroup. J Clin Oncol，1992，10（10）：1579-1591.

[2] BACCI G，FERRARI S，BERTONI F，et al. Histologic response of high-grade nonmetastatic osteosarcoma of the extremity to chemotherapy. Clin Orthop Relat Res，2001（386）：186-196.

[3] BACCI G，BRICCOLI A，ROCCA M，et al. Neoadjuvant chemotherapy for osteosarcoma of the extremities with metastases at presentation：recent experience at the Rizzoli Institute in 57 patients treated with cisplatin，doxorubicin，and a high dose of methotrexate and ifosfamide. Ann Oncol，2003，14（7）：1126-1134.

[4] BASARAN M，BAVBEK E S，SAGLAM S，et al. A phase Ⅱ study of cisplatin，ifosfamide and epirubicin combination chemotherapy in adults with nonmetastatic and extremity

osteosarcomas. Oncology,2007,72(3-4):255-260.

[5] NAVID F,WILLERT J R,MCCARVILLE M B,et al. Combination of gemcitabine and docetaxel in the treatment of children and young adults with refractory bone sarcoma. Cancer,2008,113(2):419-425.

[6] BERGER M,GRIGNANI G,FERRARI S,et al. Phase 2 trial of two courses of cyclophosphamide and etoposide for relapsed high-risk osteosarcoma patients. Cancer,2009,115(13): 2980-2987.

[7] SAYLORS R L,STINE K C,SULLIVAN J,et al. Cyclo-phosphamide plus topotecan in children with recurrent or refractory solid tumors:a Pediatric Oncology Group phase II study. J Clin Oncol,2001,19(15):3463-3469.

[8] MAKI R G,WATHEN J K,PATEL S R,et al. Randomized phase II study of gemcitabine and docetaxel compared with gemcitabine alone in patients with metastatic soft tissue sarcomas:results of sarcoma alliance for research through collaboration study 002[corrected]. J Clin Oncol,2007,25 (19):2755-2763.

[9] MISER J S,KINSELLA T J,TRICHE T J,et al. Ifosfamide with mesna uroprotection and etoposide:an effective regimen in the treatment of recurrent sarcomas and other tumors of children and young adults. J Clin Oncol,1987,5(8):1191-1198.

[10] VAN WINKLE P,ANGIOLILLO A,KRAILO M,et al. Ifosfamide,carboplatin,and etoposide(ICE)reinduction chemotherapy in a large cohort of children and adolescents with recurrent/refractory sarcoma:the Children's Cancer Group(CCG)experience. Pediatr Blood Cancer,2005,44 (4):338-347.

[11] LE DELEY M C,GUINEBRETIÈRE J M,GENTET J C,et al. SFOP OS94:a randomised trial comparing preoperative

high-dose methotrexate plus doxorubicin to high-dose methotrexate plus etoposide and ifosfamide in osteosarcoma patients. Eur J Cancer,2007,43(4):752-761.

[12] GRIER H E,KRAILO M D,TARBELL N J,et al. Addition of ifosfamide and etoposide to standard chemotherapy for Ewing's sarcoma and primitive neuroectodermal tumor of bone. N Engl J Med,2003,348(8):694-701.

[13] PAULUSSEN M,AHRENS S,DUNST J,et al. Localized Ewing tumor of bone:final results of the cooperative Ewing's Sarcoma Study CESS 86. J Clin Oncol,2001,19(6):1818-1829.

[14] PAULUSSEN M,CRAFT A W,LEWIS I,et al. Results of the EICESS-92 Study:two randomized trials of Ewing's sarcoma treatment—cyclophosphamide compared with ifosfamide in standard-risk patients and assessment of benefit of etoposide added to standard treatment in high-risk patients. J Clin Oncol,2008,26(27):4385-4393.

[15] JUERGENS C,WESTON C,LEWIS I,et al. Safety assessment of intensive induction with vincristine,ifosfamide,doxorubicin,and etoposide(VIDE)in the treatment of Ewing tumors in the EURO-E. W. I. N. G. 99 clinical trial. Pediatr Blood Cancer,2006,47(1):22-29.

[16] MISER J S,KRAILO M D,TARBELL N J,et al. Treatment of metastatic Ewing's sarcoma or primitive neuroectodermal tumor of bone:evaluation of combination ifosfamide and etoposide—a Children's Cancer Group and Pediatric Oncology Group study. J Clin Oncol,2004,22(14):2873-2876.

[17] BERNSTEIN M L,DEVIDAS M,LAFRENIERE D,et al. Intensive therapy with growth factor support for patients with Ewing tumor metastatic at diagnosis:Pediatric Oncology Group/Children's Cancer Group Phase Ⅱ Study 9457--a

report from the Children's Oncology Group. J Clin Oncol, 2006,24(1):152-159.

[18] WAGNER L M,MCALLISTER N,GOLDSHY R E,et al. Temozolomide and intravenous irinotecan for treatment of advanced Ewing's sarcoma PEDIATR BLOOD CANCER, 2010,48(2):132-139.

[19] BISOGNO G,RICCARDI R,RUGGIERO A,et al. Phase II study of a protracted irinotecan schedule in children with refractory or recurrent soft tissue sarcoma. Cancer,2006, 106(3):703-707.

[20] CRIGNANI G,PALMERINI E,DILEO P,et al. A phase II trial of sorafenib in relapsed and unresectable high-grade osteosarcoma after failure of atandard multimodal therapy: an Italian Sarcoma Group study. Ann Oncol,2012,23(2): 508-516.

[21] GRIGNANI G,PALMERINI E,FERRARESI V,et al. Sorafenib and everolimus for patients with unresectable high-grade osteosarcoma progressing after standard treatment:a non-randomised phase 2 clinical trial. Lancet Oncol,2015, 16(1):98-107.

[22] SAFWAT A,BOYSEN A, LÜCKE A,et al. Pazopanib in metastatic osteosarcoma. Significant clinical response in three consecutive patients. Acta Oncol,2014,53(10):1451-1454.

[23] ELETE K,ALBRITTON K,AKERS L,et al. Response to pazopanib in patients with relapsed osteosarcoma. J Pediatr Hematol Oncol.(2018-12-01)[2019-07-19] https:// insights.ovid.com/crossref? an=00043426-900000000-97690.

[24] PENEL-PAGE M,RAY-COQUARD I,LARCADE J,et al. Off-label use of targeted therapies in osteosarcomas: data from the French registry OUTC'S(Observatoire de

l'Utilisation des Thérapies Ciblées dans les Sarcomes).
BMC Cancer,2015(15):854.

[25] MEYERS P A,SCHWARTZ C L,KRAILO M D,et al.
Osteosarcoma:the addition of muramyl tripeptide to
chemotherapy improves overall survival—a report from the
children's oncology group. J Clin Oncol,2008,26(4):633-
638.

[26] KAGER L,PÖTSCHGER U,BIELACK S. Review of
mifamurtide in the treatment of patients with osteosarcoma.
Ther Clin Risk Manag,2010(6):279-286.

[27] CHOU A J,KLEINERMAN E S,KRAILO M D,et al.
Addition of muramyl tripeptide to chemotherapy for patients
with newly diagnosed metastatic osteosarcoma:a report from
the children's oncology group. Cancer,2009,115(22):
5339-5348.

第七章

软组织肿瘤

软组织肿瘤（soft tissue sarcomas，STS）源于全身各部位除骨和软骨以外的结缔组织，是在发生部位、转化细胞类型和组织病理学特征等方面均具有鲜明异质性的一大类恶性肿瘤。国际通用的病理分类有12个组织类型和160余种不同的亚型，其中恶性有58种之多。每一种类型的软组织肿瘤或者同种类型不同分化的恶性软组织肿瘤都有其独特的生物学行为和转归，治疗方式也存在很大的差异，对于药物治疗的反应各不相同。因此，可以认为每一种类型都是一个独立的疾病。

STS需要多学科综合治疗，药物治疗作为全身治疗手段，已逐渐成为STS综合治疗中重要的组成部分，有助于提高肿瘤的手术切除率、增加保肢机会、降低术后复发和转移的风险、延长患者的总生存期和提高生活质量。对于每一种类型的软组织肿瘤，目前既没有明确的诊治规范，也缺乏大样本的循证医学的临床资料可以借鉴。因此，治疗时需要针对不同的病例进行具体分析，制订个体化的治疗方案。

第一节　发 病 情 况

与常见的恶性肿瘤相比，成人恶性软组织肿瘤的发病率较低,不到每年新发恶性肿瘤的 1%,急性软组织肿瘤占 15 岁以下儿童全部恶性肿瘤的 6.5%。2017 年美国新发软组织肿瘤 12 390 例。软组织肿瘤的发病率估计为 3.4/10 万,由于发生于胃、肠道等器官的软组织肿瘤可能会被统计到相应器官的肿瘤中,3.4/10 万可能在一定程度上被低估。成年人软组织肿瘤患者的男女比例约为 1.4∶1,中位年龄为 59 岁。软组织肿瘤起源于多种组织和不同的细胞成分,且分化程度不一,病理类型繁多,在人体恶性肿瘤的分类中最为复杂。估计约 50% 的恶性软组织肿瘤易于发生远处转移,另外 50% 易于局部复发而较少出现远处转移。

第二节 好发部位和年龄

美国纽约斯隆-凯特琳纪念癌症中心(Memorial Sloan Kettering Cancer Center,MSKCC)通过分析 1982—2013 年的 10 000 例软组织肿瘤患者,发现约 40% 的患者病灶发生在肢体,38% 发生在内脏或腹膜后(含胃肠道间质瘤),其余则分布于全身其他部位。

肢体以未分化多形性肉瘤、脂肪肉瘤和滑膜肉瘤最多见,其中,脂肪肉瘤好发于臀部、大腿和腹膜后,滑膜肉瘤最常见于中青年人的关节附近,腺泡状软组织肿瘤多发生于下肢。腹膜后以脂肪肉瘤最多见,其次是平滑肌肉瘤,内脏器官 60% 为平滑肌肉瘤,其生长在子宫和泌尿生殖系统的是最常见的肉瘤。恶性周围神经鞘膜瘤多沿四肢神经分布,少见于腹膜后和纵隔。硬纤维瘤/侵袭性纤维瘤病、脂肪肉瘤和肌源性肉瘤是最常见的胸壁肉瘤。

软组织肿瘤可发生于各年龄组,横纹肌肉瘤好发于儿童,胚胎型横纹肌肉瘤多见于青少年头颈和眼眶,而多形性横纹肌肉瘤好发于成人躯干。滑膜肉瘤好发于中青年人,未分化多形性肉瘤、脂肪肉瘤、恶性周围神经鞘膜瘤和平滑肌肉瘤多见于中老年人。

各国软组织肿瘤发病类型的报告有一定的差异,综合各大诊治中心的数据,未分化多形性肉瘤最多见(25%~35%),其次是脂肪肉瘤(25%~30%)、平滑肌肉瘤(12%)、滑膜肉瘤(10%)和恶性周围神经鞘膜瘤(6%)。

第三节　诊　　断

软组织肿瘤的诊断主要依靠物理、影像学和病理学检查三者结合,目前尚无可靠的实验室检查可作为诊断依据。

一、物理检查

全面详尽的物理检查是必不可少的诊断环节。可以根据肿块的部位、大小、质地、活动度、生长速度和区域淋巴结等初步判断其良、恶性及其可能的组织来源。除了脂肪肉瘤和恶性周围神经鞘膜瘤以外,良性软组织肿瘤呈膨胀性生长,最长径一般很少超过5cm,基本上不侵犯其周围的骨、血管和神经组织,触诊大多活动度较好,其生长较为缓慢,不伴有疼痛、酸胀等局部症状,一旦发现肿块生长加速要及时就诊进行活检,以防恶性变。

常见的软组织肿瘤中胚胎型横纹肌肉瘤生长速度最快,其次是未分化多形性肉瘤,分化较好的黏液脂肪肉瘤生长缓慢。脂肪肉瘤、恶性周围神经鞘膜瘤较少出现区域淋巴结转移,透明细胞肉瘤、滑膜肉瘤、上皮样肉瘤、血管肉瘤、胚胎型横纹肌肉瘤和未分化肉瘤等易发生淋巴结转移,发生率为 5%~19% 不等。

二、影像学检查

软组织肿瘤的影像学检查方法主要包括 X 射线检查、超声检查、DSA 检查、CT 检查、MRI 检查和 PET/CT 检查等。在选择检查方法前,应充分考虑到各种检查方法的优缺点,根据检查部位和诊治要求来选择合适的检查方法。

1. **X 射线检查**　X 射线平片对软组织密度分辨率低,对软组织肿瘤定性和定位诊断的敏感性和特异性都不高,只有在肿瘤内有较多的钙化、骨化时,或以成熟的脂肪组织为主的病变中,X 射线才有特征性表现,显示出一定的诊断价值。另外,X 射线平片可以清楚地显示肿瘤邻近骨骼的改变,可帮助显示软组织肿块与邻近骨与关节的关系。

2. **超声检查**　超声检查的优势在于:①鉴别浅表软组织肿块的性质,特别是对于神经源性肿瘤、脂肪瘤、血管瘤、各种囊肿、动静脉畸形有较高的诊断价值;②检查区域淋巴结,主要用于手术前后检查易于发生淋巴结转移的软组织肿瘤;③腹、盆腔和腹膜后检查,用于了解该部位软组织肿瘤的范围及其与周围组织的关系,发现肿瘤肝脏等腹、盆腔器官转移;④超声引导下穿刺活检,操作时间短,准确性与CT引导相当。

3. **CT检查**　CT根据不同的密度可以正确区分如骨、软组织、脂肪、血管、囊肿等,并具有理想的定位效果,是软组织肿瘤重要的检查方法之一。CT增强扫描可以明确显示肿块的大小、边界及其与周边各相邻组织的关系,在显示细小钙化、骨化及骨质破坏方面优于 MRI。对于腹、盆腔和腹膜后软组织肿瘤的检查,特别是软组织肿瘤的肺转移和胸腔积液,CT为首选检查,显示出比 MRI 更多的优越性。腺泡状软组织肿瘤、透明细胞肉瘤和血管肉瘤患者容易出现颅内转移,需要常规进行头 CT 检查。尽管螺旋 CT 可以多向同性扫描 + 多向重建,但其对软组织的分辨率仍不及 MRI。因此,CT 对许多肢体和躯干的软组织肿瘤仍难以作出定性和鉴别诊断。CT 引导下的穿刺活检具有损伤少、费用低和准确性高的特点。

4. **MRI检查**　MRI 具有较 CT 更好的软组织分辨率,又具备多平面扫描、多序列检查的特点,可以从各种不同的角度和方向准确显示病变的部位及其与周围结构的关系,还可以通过增强扫描或 MRA 检查以明确病变血供及其与邻近血管、神经干的关系;软组织肿瘤内的某些特殊成分在 MRI 序列中有特定的信号特征,可以帮助确定病变的组织学类型,如含有脂肪、血管、骨与软骨组织等。选择 MR 的不同回波序列,如 T1 和 T2 序列、脂肪抑制 T2 序列

（FS-T2WI）、弥散序列（DWI）及其表观弥散系数（ADC）的测定、MR波谱分析（MRS）、增强扫描和动态增强扫描序列等帮助确定病变的病理性质，正确区分软组织肿块、手术后改变或术后复发等。MRI是目前四肢和躯干、脊柱等部位软组织肿瘤诊断与鉴别诊断、分期、手术治疗方案制订、术后随访的首选影像学检查方法。软组织肿瘤的MRI引导下的穿刺活检具有定位更准确，可以避免穿刺到坏死、囊变和出血部位以提高活检成功率的特点，但费用相对较高。

5. 核医学检查

（1）ECT检查：全身骨骼放射性核素显像是早期发现软组织肿瘤骨转移的首选方法。由于软组织肿瘤发生骨转移的概率不高，因此不主张作为常规检查手段，仅用于有临床骨转移症状的患者的筛选。

（2）PET/CT检查：不同组织来源和不同性质的软组织肿瘤对氟脱氧葡萄糖（^{18}F-FDG）的摄取有一定的差异，如侵袭性或低度恶性肿瘤往往摄取^{18}F-FDG较少。目前，无法单纯通过最大的标准摄取值（SUV_{max}）确定肿瘤的组织来源、良/恶性以及恶性程度分级。由于PET/CT显示软组织肿瘤的大小、范围以及与周边组织的关系等局部细节不如CT及MRI，因此不作为手术前的常规检查手段，目前主要用于判断软组织肿瘤的手术后残留、复发和远处转移，对于原发不明的转移性软组织肿瘤可以帮助寻找原发病灶。

三、活检

1. **细针穿刺活检标本** 细针穿刺活检获得的是细胞,缺乏组织的完整性,难以做到明确诊断,仅能用于与上皮组织相鉴别,分型亦很困难。细针穿刺活检不能替代软组织肿瘤的组织病理学诊断,仅限于有经验的单位开展,目前逐渐被空芯针所替代。

2. **空芯针穿刺活检标本** 空芯针穿刺活检创伤小,且穿刺针眼易于手术中一并切除,是目前最常用的活检手段,对标本作出定性诊断较细针穿刺活检相对容易。由于每次获取的标本量仍有限,对于明确的病理诊断特别是分型有其局限性,往往需要多位有经验的病理学医师会诊,但最终诊断需要待手术标本检查。

3. **切开活检** 切开活检的缺点不仅在于创伤较大且易于出血,主要是切开时需要打开膜或假包膜等容易造成人为的局部播散和远处转移。主要用于空芯针穿刺活检不能明确诊断而影响进一步治疗的患者。值得注意的是,对于如果切开活检后不能及时手术者,需要及时采取化疗等措施。

4. **切除活检** 对于肿瘤组织较小,手术者有把握能够一次性切除肿瘤及周边包膜的,比较表浅的软组织肿瘤可以采取切除活检。如病理诊断为恶性或未达到 R_0 切除,可于近期再扩大切除。

5. **术中冰冻** 由于软组织肿瘤病理诊断的复杂性,原则上不主张进行术中冰冻切片诊断。对一些可能需要采取重大手术(如截肢或半骨盆切除等)的病例,应尽可能在术前通过各种活检方法获得病理确诊。

四、病理类型、病理分级、分期

目前软组织肿瘤的病理类型仍沿用2013年世界卫生组织（World Health Organization，WHO）软组织肿瘤新分类法，分级继续采用法国国家抗癌中心联合会（Fédération Nationale des Centres de Lutte Contre le Cancer，FNCLCC）组织学与病理学分级法（表7-1）；TNM分期沿用AJCC/UICC提出的骨肿瘤TNM分期（表7-2和表7-3），但不包括卡波西肉瘤、隆突性皮肤纤维肉瘤、纤维肉瘤（硬纤维瘤）及由硬膜、脑、实质脏器和空腔脏器发生的肉瘤。

表7-1 软组织肿瘤FNCLCC组织学与病理学分级

组织学类型	分化评分
高分化脂肪肉瘤	1
高分化平滑肌肉瘤	1
恶性神经纤维瘤（低度恶性周围神经鞘膜瘤）	1
高分化纤维肉瘤	1
黏液样脂肪肉瘤	2
经典型平滑肌肉瘤	2
经典型恶性周围神经鞘膜瘤	2
经典型纤维肉瘤	2
黏液纤维肉瘤Ⅱ级	2
黏液样软骨肉瘤	2
经典型血管肉瘤	2
高级别（圆细胞）黏液样脂肪肉瘤	3

续表

组织学类型	分化评分
多形性脂肪肉瘤	3
去分化脂肪肉瘤	3
横纹肌肉瘤	3
差分化/多形性平滑肌肉瘤	3
差分化/上皮样血管肉瘤	3
差分化纤维肉瘤	3
差分化恶性周围神经鞘膜瘤	3
恶性蝾螈瘤	3
滑膜肉瘤	3
骨外骨肉瘤	3
骨外尤因肉瘤	3
间叶性软骨肉瘤	3
透明细胞肉瘤	3
上皮样肉瘤	3
腺泡状软组织肿瘤	3
恶性横纹肌样瘤	3
未分化(梭形细胞和多形性)肉瘤	3

表 7-2 软组织肿瘤的 TNM 定义与组织学分级

T:原发肿瘤

T_X 原发肿瘤无法评价

T_0 无原发肿瘤证据

T_1 肿瘤≤5cm

T_{1a} 浅表肿瘤

续表

T_{1b} 深部肿瘤

T_2 肿瘤最大径 >5cm

T_{2a} 浅表肿瘤

T_{2b} 深部肿瘤

* 浅表肿瘤:肿瘤位于浅筋膜表面而未侵犯深筋膜

深部肿瘤:肿瘤位于浅筋膜或侵及深筋膜或穿过深筋膜,
或虽然浅表但位于深筋膜之下。腹膜后、纵隔
及盆腔肉瘤均为深部肿瘤

N:区域淋巴结

N_X 区域淋巴结无法评价

N_0 区域淋巴结无肿瘤转移

N_1 区域淋巴结有肿瘤转移(等同于Ⅳ期)

M:远处转移

M_X 远处转移灶不能评价

M_0 无远处转移

M_1 有远处转移

G:组织病理学分级

G_X 病理分级无法评价

G_1 高分化(低级别)

G_2 中分化(高级别)

G_3 低分化(高级别)

G_4 未分化(只在四级分级系统)

表 7-3 软组织肿瘤的 TNM 分期

分期	原发肿瘤	区域淋巴结	远处转移	分级
I$_A$ 期	T$_{1a}$, T$_{1b}$	N$_0$	M$_0$	G$_1$
I$_B$ 期	T$_{2a}$, T$_{2b}$	N$_0$	M$_0$	G$_1$
II$_A$ 期	T$_{1a}$, T$_{1b}$	N$_0$	M$_0$	G$_2$, G$_3$
II$_B$ 期	T$_{2a}$, T$_{2b}$	N$_0$	M$_0$	G$_2$
III 期	T$_{2a}$, T$_{2b}$	N$_0$	M$_0$	G$_3$
	任何 T	N$_1$	M$_0$	任何 G
IV 期	任何 T	任何 N	M$_1$	任何 G

第四节 治疗原则

无论病理类型和分级如何,外科手术仍是目前治疗软组织肿瘤的最主要的手段。尽管软组织肿瘤的诊治仍强调遵循多学科综合诊治原则,但是对于已经获得 R$_0$ 切除、病理级别较低的 I 级或部分 II 级软组织肿瘤,术后予以定期随访或局部辅助放射治疗即可。

对于一期难以切除或对化疗敏感的软组织肿瘤等,需要多学科综合治疗的理念已被学术界广泛接受。根据患者的年龄、身体基本状况、病理类型和肿瘤侵犯的范围等,认真阅片分析病情,本着对患者施行最有利于疾病治疗和改善预后的原则,制订出有计划、按步骤逐步实施的整体治疗方案,如术前新辅助化、放疗,术后辅助化疗等,尽量让患者在治疗计划中获得最大的收益(图 7-1)。

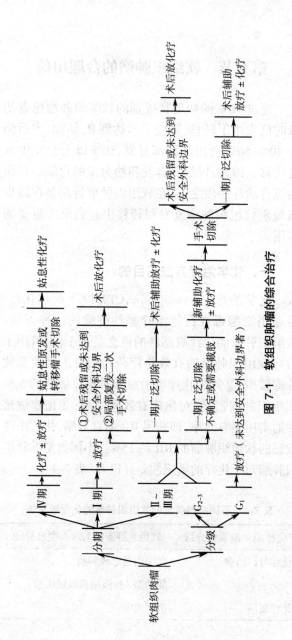

图 7-1　软组织肿瘤的综合治疗

第五节 软组织肿瘤的合理用药

超过 10% 的病理高级别的软组织肿瘤患者初诊时已发生了转移,即使手术达到 R_0 切除,术后仍有 40%~50% 会出现局部复发,50% 以上会发生远处转移。因此,以细胞毒性药物为主的化学治疗作为综合治疗手段之一,在软组织肿瘤特别是在减少高级别软组织肿瘤复发和转移中起到至关重要的作用。

一、化学治疗方法与目的

化学治疗(chemotherapy,CT)(以下简称化疗)是采用细胞毒性药物治疗恶性肿瘤的一种方法。软组织肿瘤的化疗敏感性的概念是基于:①可用于治疗软组织肿瘤的有效化疗药物相对于其他恶性肿瘤较少;②除外化疗可治愈和对化疗敏感的 5 种软组织肿瘤,总体对化疗有效率不高;③化疗敏感性的实质是有效率,即获得 RR 的百分率,化疗中度敏感的软组织肿瘤的 RR 约 15%。不同类型的软组织肿瘤对于化疗的敏感性差异很大(表 7-4)。

表 7-4 不同病理类型的软组织肿瘤的化疗敏感性

化疗相对敏感性分级	软组织肿瘤的病理类型及亚型
化疗可以治愈	尤因肉瘤家族肿瘤
	胚胎型 / 腺泡型横纹肌肉瘤
化疗敏感	滑膜肉瘤

续表

化疗相对敏感性分级	软组织肿瘤的病理类型及亚型
化疗中度敏感	黏液样 / 圆细胞性脂肪肉瘤
	子宫平滑肌肉瘤
	多形性脂肪肉瘤
	黏液纤维肉瘤
	上皮样肉瘤
	多形性横纹肌肉瘤
	平滑肌肉瘤
	恶性周围神经鞘膜瘤
	血管肉瘤
	促结缔组织增生性小圆细胞肿瘤
	头皮及面部的血管肉瘤
化疗相对不敏感	去分化脂肪肉瘤
	透明细胞肉瘤
	子宫内膜间质肉瘤
化疗不敏感	腺泡状软组织肿瘤
	骨外黏液软骨肉瘤

根据化疗目的不同,软组织肿瘤的化疗主要有以下几种方法:

1. 新辅助化疗 新辅助化疗或称诱导化疗,是指在手术或放疗前实施的化疗,包括静脉化疗、选择性动脉灌注化疗、隔离肢体热灌注化疗等方式。主要目的是:①用于不可切除或切除肿瘤后无法达到安全外科边界的Ⅱ、Ⅲ期高级别软组织肿瘤,从而提

高肿瘤的 R_0 切除率、增加保肢机会;②用于高度恶性的软组织肿瘤如横纹肌肉瘤等对化疗极其敏感的肿瘤,不仅可明显减少肿瘤负荷,主要目的是减少手术后复发和转移;③对于局部复发的高级别软组织肿瘤需要二次切除或已经发生远处转移需要行姑息性手术前的治疗。如患者的身体状况允许,尽量使用联合用药方案,如 ADM ± IFO 或 MAID 等。

2. **辅助化疗**　术后辅助化疗理论上具有消灭亚临床病灶的作用,是减少或推迟远处转移和复发、提高治愈率的有效方法。目前,辅助化疗仍是横纹肌肉瘤、骨肉瘤和尤因肉瘤的标准治疗方法,主要用于可切除的 Ⅲ 期高级别软组织肿瘤。横纹肌肉瘤建议术后辅助化疗 12 个周期、骨外骨肉瘤 12~15 个周期、骨外尤因肉瘤 16~18 个周期。辅助化疗在其他软组织肿瘤治疗中的作用一直存在争议,多数学者推荐用于:①高级别软组织肿瘤超过 5cm 且位置深,或有血管、神经、骨膜侵犯者;②复发位置较深且有卫星病灶的高级别软组织肿瘤患者。化疗方案一致推荐 ADM ± IFO,建议化疗不少于 6 个周期。

3. **姑息性化疗**　在临床实践中,对于绝大多数不可切除的局部晚期或转移性的高级别软组织肿瘤,积极有效的化学治疗有利于减轻症状、延长生存期和提高生活质量,并已经得到国内外学术界的广泛认同。除外对化疗相对不敏感和不敏感的软组织肿瘤,无论局部晚期或者远处转移,只要患者具备化疗条件均可以使用姑息性化疗。特别对于既往未使用过一线化疗的患者,姑息性化疗是非常值得尝试的一种方法。

姑息性化疗药物可以选择单药或联合用药，对于绝大多数高级别软组织肿瘤一线仍推荐 ADM±IFO 方案。部分少见病理类型的软组织肿瘤，一线亦可以使用其他联合方案。

对于既往一线化疗获益的软组织肿瘤患者，失败后建议试用二线方案，二线方案可根据不同的病理类型进行选择。一线化疗没有获益的软组织肿瘤，临床研究已经证明该类患者从二线化疗中的获益率不足 15%。对化疗相对不敏感和不敏感的软组织肿瘤，目前仍未获得二线化疗有效的临床循证医学证据。如果患者的 ECOG-PS>1 分，或者二线化疗失败的高级别软组织肿瘤均不推荐再次化疗，可以选用靶向药物或进入临床研究。

二、化学治疗药物及方案

1. 一线化疗 ADM 和 IFO 是晚期 STS 化疗的两大基石，一线化疗方案推荐 ADM $75mg/m^2$ 单药，每 3 周为 1 个周期。盲目增加 ADM 的剂量强度和密度、ADM 联合或序贯其他化疗药物并不推荐。

表柔比星（epirubicin, EPI）、吡柔比星（pirarubicin, THP）、聚乙二醇脂质体多柔比星（peylated liposomal doxorubicin, PLD）治疗 STS 的疗效并不优于 ADM，但不良反应尤其是心脏毒性和血液学毒性均小于 ADM。因此，推荐因心脏基础疾病不适合使用 ADM 及 ADM 已接近最大累积剂量的晚期 STS 患者一线使用 EPI、THP 或 PLD。

IFO 与 ADM 相比并无疗效和不良反应优势，对于无法耐受或拒绝蒽环类药物化疗的患者一线化疗可推荐 IFO 8~10mg/m^2 单药,每 3 周为 1 个周期。不常规推荐大剂量 IFO(12~14g/m^2)一线使用。

与 ADM 单药化疗相比,ADM+IFO 以及其他含 ADM 的联合化疗尽管可以提高 RR 和 PFS,但也增加了不良反应,并未显示出总生存优势,因此,联合化疗并不常规推荐。如果希望通过化疗尽快缩小肿瘤、缓解症状,或因此而获取手术切除机会的年龄 <60 岁、ECOG-PS 为 0~1 分的患者,可推荐联合化疗,但需要防治不良反应。值得注意的是,ADM+IFO 足量化疗的患者,化疗结束后 24 小时推荐应用 G-CSF 或 PEG-GCSF 预防性治疗。

(1)单药化疗:多柔比星(adriamycin,ADM)75mg/m^2 d1,q3w。

(2)联合化疗:多柔比星(adriamycin,ADM)60mg/m^2 d1+ 异环磷酰胺(ifosfamide,IFO)8~10g/m^2 d1~3,q3w。

2. 二线化疗　一线化疗失败后可以选择二线化疗,二线化疗亦可以选择单药或联合化疗,其获得的 RR 远不及一线化疗。由于二线化疗患者大多属于姑息性化疗,因此,需要根据患者的实际情况、化疗的目的,以及肿瘤类型和肿瘤负荷来决定单药化疗或联合化疗。

(1)单药化疗:主要用于对化疗较为敏感,或者既往化疗获益的复发与转移患者。除了超大剂量连续滴注 IFO、ADM 外,单药化疗主要是以控制肿瘤快速进展、延长患者的生存期为目的的姑息性化疗。

1)一线化疗未用 ADM 和 IFO 可以选择 ADM ± IFO。如果一线化疗曾用 ADM 或 IFO,ADM 和 IFO

两药可以互为二线。

ADM 75mg/m^2 d1,q3w

IFO 8~10g/m^2 d1~3,q2w

如果患者一线化疗已经用过常规剂量的 ADM+IFO,亦可以通过改变 ADM、IFO 的单药用药剂量或改变用药方式,如加大剂量持续滴注来提高疗效。值得注意的是,应用以下方案化疗需要预防血液和心脏毒性以及出血性膀胱炎,如使用 IFO 方案建议使用 G-CSF 支持。

ADM 75mg/m^2 icv 72~96h,q3w

IFO 2g/m^2 icv 24h d1~9,q3w

IFO 14g/m^2 icv 72h,q3w

2)临床实践中已经证明 ADM 和 IFO 耐药,则需要更换二线方案。常用的软组织肿瘤二线单药化疗方案如下:

THP 50~60mg/m^2 d1,q2~3w

PLD 20~40mg/m^2 d1,q2~3w

吉西他滨(gemcitabine,GEM)1~1.25g/m^2 d1、8,q3w

达卡巴嗪(dacarbazine,DTIC)200mg/m^2 d1~5,q3w

替莫唑胺(temozolomide,TMZ)150~200mg/m^2 d1~5,q4w

长春瑞滨(vinorelbine,VNR)25mg/m^2 d1、8,q3w

曲贝替定(ecteinascidin-743,ET-743,trabectedin)1.2~1.5mg/m^2 icv 24h,q3w

艾瑞布林(E7389,NSC-707389,eribulin)1.4mg/m^2 d1、8,q3w

(2)联合化疗:同一线联合化疗一样,二线联合化疗的不良反应明显高于单药,对于大多数患者不能提高 OS。因此,需要严格把握治疗指征,主要适合于期望缩小肿瘤后接受二次手术,或提高放射治疗疗效的患者。二线联合化疗仅适用于年龄 < 60 岁、ECOG-PS 为 0~1 分的患者。对于化疗极敏感的软组织肿瘤如尤因肉瘤、横纹肌肉瘤,或既往化疗明显获益的肿瘤,可以适当放宽患者条件。化疗结束后同样推荐采用 G-CSF 或 PEG-GCSF 预防性治疗。

AD:ADM 60mg/m^2 d1+DTIC 200mg/m^2 d1~5,q3w

GT:GEM 900mg/m^2 d1 或 675mg/m^2 d1、8+TXT 75~100mg/m^2 d8,q3w

GV:GEM 800mg/m^2 d1、8+VNR 25mg/m^2 d1、8,q3w

GD:GEM 1 800mg/m^2[10mg/(m^2·min)]+DTIC 500mg/m^2,q3w

对于大多数常见类型的软组织肿瘤,均可选用 ADM 单药或联合 IFO 作为一线治疗方案。一些少见或特殊病理类型的软组织肿瘤,也可以选用其他单药或联合的一、二线化疗方案(表 7-5)。

三、分子靶向治疗

分子靶向治疗(molecular targeted therapy,MTT)是基于肿瘤分子生物学基础,利用能够影响肿瘤组织或细胞增殖的特异性结构分子作为靶点,使用相应的结合抗体或配体与这些靶分子特异性结合,从而达到干扰肿瘤组织或细胞增殖目的的治疗手段。

表 7-5 不同病理类型的软组织肿瘤的化疗药物与方案

病理类型	一线化疗	二线化疗
艾滋病相关性卡波西肉瘤 (AIDS-KS)	— BV (BLM+VCR) — ABV (ADM+BLM+VCR) — PLD 20mg/m² d1, q2w	— PLD 20mg/m² d1, q2w — PTX 100mg/m² d1, q2w 或 135mg/m² d1, q3w — TXT 25mg/m², qw×8 — VNR 25mg/m² d1,8, q3w — CPT-11 150mg/m² d1,10, q3w
血管肉瘤 (AS)	— PTX 140mg/m² icv d1~6, q4w — TXT 25mg/m², qw×8	— VNR 25mg/m² d1,8, q3w — PLD 20mg/m² d1, q2w — ADM 75mg/m² d1, q3w
平滑肌肉瘤 (LMS)	— ADM 75mg/m² d1, q3w — AD (ADM 75mg/m² d1+DTIC 400mg/m² d1~3, q3w) — AI (ADM 60mg/m² d1+IFO 8~10g/m², q3w)	— IFO 8~10g/m², q3w — trabectedin 1.5mg/m² icv 24h d1, q3w — GEM 1g/m² d1,8,15, q4w — DTIC 400mg/m² d1~3, q3w — TMZ 150mg/m² d1~5, q4w — eribulin 1.4mg/m² d1,8, q3w

续表

病理类型	一线化疗	二线化疗
平滑肌肉瘤（LMS）		— GD（GEM 1g/m² d1,8+DTIC 400mg/m² d1~3,q3w） — GT（GEM 675mg/m² d1,8+TXT 75~100mg/m² d8,q3w）
脂肪肉瘤（LPS）	— AI（ADM 60mg/m² d1 ± IFO 8~10g/m²,q3w） — AD（ADM 75mg/m² d1+DTIC 400mg/m² d1~3,q3w）	— trabectedin 1.5mg/m² icv 24h d1,q3w — HD-IFO：14g/m² d1~14 icv,q4w — eribulin 1.4mg/m² d1,8,q3w
滑膜肉瘤（SS）	— AI（ADM 60mg/m² d1 ± IFO 8~10g/m²,q3w）	— trabectedin 1.5mg/m² icv 24h d1,q3w — IFO 4g/m² d1~3 icv 24h d1,q3w — IFO 14g/m²+mesna 14g/m² icv d1~14,q3w
①骨外骨肉瘤（OS）	— AP（ADM 75mg/m² d1+DDP 75mg/m²,q3w）	— GT（GEM 675mg/m² d1,8+TXT 75~100mg/m² d8,q3w）

续表

病理类型	一线化疗	二线化疗
②骨外去分化软骨肉瘤 (CS)	— MAP (HD-MTX 8~10g/m² d1+ADM 60mg/m² d1+DDP 75mg/m²，q3w)	— CTX 250mg/m² d1~5+VP-16 100mg/m² d1~4，q3w
③未分化多形性肉瘤 (UPS)	— MAIP (ADM 60mg/m² d1+DDP 75mg/m²+IFO 1.8g/m² d1~4+HD-MTX 8~10g/m² d1，q3w) — IEP (IFO 1.8g/m² d1~4+EPI 80mg/m² d1+DDP 75mg/m²，q3w)	— CTX 250mg/m² d1~5+TPT 0.75mg/m² d1~5 — GEM 1g/m² d1、8、15，q4w — IE (IFO 1.8g/m² d1~4+VP-16 100mg/m² d1~4，q3w) — ICE (IFO 1.8g/m² d1~4+VP-16 100mg/m² d1~4+CBP 400mg/m² d1，q3w) — IEM (HD-MTX 8~10g/m² d1+IFO 1.8g/m² d1~4+VP-16 100mg/m² d1~4，q3w)
骨外尤因肉瘤/原始神经外胚层瘤 (EWS/PNET)	— VAC/IE (VCR 1.5mg/m²+ADM 30mg/m² d1~2+CTX 250mg/m² d1~5，q3w/IFO 1.8g/m² d1~4+VP-16 100mg/m² d1~4，q3w)	— CTX 250mg/m² d1~5+TPT 0.75mg/m² d1~5 — CPT-11 10~20mg/m² d1~5，8~12±TMZ 100mg/m² d1~5，q4w

续表

病理类型	一线化疗	二线化疗
骨外尤因肉瘤/原始神经外胚层瘤(EWS/PNET)	— VAI(VCR 1.5mg/m² +ADM 30mg/m² d1~2+IFO 1.8g/m² d1~4,q3w) — VIDE(VCR+IFO+ADM+VP-16)(VCR 1.5mg/m²+IFO 1.8g/m² d1~4+ADM 30mg/m² d1~2+VP-16 100mg/m² d1~4,q3w)	— IE(IFO 1.8g/m² d1~4+VP-16 100mg/m² d1~4,q3w) — ICE(IFO 1.8g/m² d1~4+VP-16 100mg/m² d1~4+CBP 400mg/m² d1,q3w) — GT(GEM 675mg/m² d1,8+TXT 75~100mg/m² d8,q3w)
促结缔组织增生性小圆细胞肿瘤(DSRCT)	— VAC(VCR 1.5mg/m² d1+ADM 75mg/m² d1+CTX 1.8g/m² d1,q3w) — IE(VP-16 100mg/m² d1~5+IFO 1.8g/m² d1~5,q3w) — VIDE(VCR 1.5mg/m² d1+IFO 1.8g/m² d1~5+ADM 75mg/m² d1~5+VP-16 100mg/m² d1~5)	— CTX 4 200mg/m² icv 48h+TPT 6mg/m² icv 72h,q3w

续表

病理类型	一线化疗	二线化疗
横纹肌肉瘤（多形性除外）	单药： — ADM 75mg/m² d1,q3w — CPT-11 20mg/m² d1~5,q2w — TPT 2.0~2.4mg/m² d1~5,q3w — VNR 25mg/m² d1,8,q3w — HD-MTX 8~10g/m² d1,q3w — trabectedin 1.5mg/m² icv 24h d1,q3w	联合： — VCR 1.5mg/m²+ACT-D 1.5mg/m²+CTX 2.2g/m² — VCR 1.5mg/m²+ADM 30mg/m² d1~2+CTX 250mg/m² d1~5,q3w — VCR 1.5mg/m²+ADM 30mg/m² d1~2+CTX 250mg/m² d1~5,q3w→IFO 1.8g/m² d1~4+VP-16 100mg/m² d1~4,q3w — VCR 1.5mg/m²+ADM 30mg/m² d1~2+IFO 1.8g/m² d1~5,q3w — CTX 250mg/m² d1~5+TPT 0.75mg/m² d1~5 — IFO 1.8g/m² d1~5+ADM 30mg/m² d1~2,q3w — IFO 1.8g/m² d1~4+VP-16 100mg/m² d1~4, q3w

续表

病理类型	一线化疗	二线化疗
横纹肌肉瘤(多形性除外)		— VCR 1.5mg/m² w0、1、3、4+CPT-11 20mg/m² d1~5,q2w — VCR 1.5mg/m²+ACT-D 1.5mg/m² — VP-16 100mg/m² d1~4+CBP 400mg/m² d1, q3w — VNR 25mg/m² d1、8、15+CTX 25mg/m² d1~28 — VCR 1.5mg/m² d1、8+TMZ 100mg/m² d1~5+CPT-11 15mg/m² d1~5、8~12
硬纤维瘤(DT)/侵袭性纤维瘤病(AF)	单药: — 苏林酸 — NSAIDs(包括塞来昔布) — 他莫昔芬 ± 苏林酸 — 托瑞米芬 — LD-IFN — PLD	联合: — MTX+VLB — MTX+VNR — 以ADM为基础的联合化疗

除了胃肠道间质瘤(gastrointestinal stromal tumor, GIST),目前 STS 尚无辅助和新辅助治疗指征,分子靶向药物主要作为无法手术切除的局部晚期或转移性 STS 的二、三线治疗。2012 年 3 月 20 日,FDA 批准帕唑帕尼治疗除脂肪肉瘤和胃肠道间质瘤以外的晚期 STS,这是取得 STS(非 GIST)治疗适应证的第一个分子靶向药物。研究显示帕唑帕尼较对照组延长 PFS 近 3 个月,亚组分析发现该药治疗平滑肌肉瘤和滑膜肉瘤显示出更好的疗效。

2016 年 ASCO 报告了国产小分子多靶点的新药安罗替尼单药治疗 166 例软组织肿瘤的临床研究显示,对于化疗失败的复发转移性、高度恶性的软组织肿瘤的疾病控制率(disease control rate,DCR)达到73.49%,其中腺泡状软组织肿瘤的 DCR 为 100%;4 个月总无进展生存率(progression free survial rate, PFSR)达到 57.23%,其中腺泡状软组织肿瘤为76.92%。至 2017 年 3 月,安罗替尼已经完成了Ⅱb期临床研究,该药的软组织肿瘤适应证正在审批中,有望在今年上市。

对于二线化疗失败的患者,不积极推荐二线后化疗,首先推荐参加新药临床试验。目前,国内另外一个小分子多靶点的新药阿帕替尼也显示出较好的二线治疗复发转移性软组织肿瘤的活性,已经完成单臂的多中心临床研究。目前,正在开展联合PD-1 治疗软组织肿瘤的全国多中心研究。近 2 年,有研究者使用达沙替尼治疗复发转移性软组织肿瘤,结果发现对软骨肉瘤和平滑肌肉瘤有一定的临床获益。

如果患者不符合新药临床试验入组条件,三线治疗可以尝试研究者发起的临床研究。选用分子靶向药物必须做到:①事先向患者及家属告知所用药物是否在国内上市、是否在国内外具有 STS 治疗的适应证、是否被国内外 STS 诊治指南或专家共识所推荐和药物已批准的适应证和不良反应;②由患者自主决定并签署知情同意书;③研究者具有处理该药物任何不良反应的经验和能力。目前临床可试用于软组织肿瘤治疗的分子靶向药物见表 7-6。

表 7-6 软组织肿瘤的分子靶向治疗

病理类型	药物	用法
软组织肿瘤 (一线治疗,不限定病理类型)	olaratumab+ ADM	olaratumab 15mg/kg iv d1、8+ADM 75mg/m² iv d1
软组织肿瘤 (不包括脂肪肉瘤和胃肠道间质瘤)	帕唑帕尼 (pazopanib)	800mg/ 次, 1 次 /d, po
血管肉瘤(AS)	索拉非尼 (sorafenib)	400mg, 2 次 /d, po
	贝伐珠单抗 (bevacizumab)	15mg/kg, iv, q3w
	布立尼布 (brivanib)	800mg, 1 次 /d, po
平滑肌肉瘤 (LMS)	索拉非尼 (sorafenib)	400mg, 2 次 /d, po
	舒尼替尼 (sunitinib)	37.5mg, 1 次 /d, po

续表

病理类型	药物	用法
脂肪肉瘤（LPS）	索拉非尼 （sorafenib）	400mg，2 次 /d，po
	舒尼替尼 （sunitinib）	37.5mg，1 次 /d，po
	帕博西林 （palbociclib）	200mg，po，d1~14，q3w
硬纤维瘤（DT） 侵袭性纤维瘤病 （AF）	伊马替尼 （imatinib）	400mg，1 次 /d，po
	索拉非尼 （sorafenib）	400mg，2 次 /d，po
孤立性纤维瘤 （SFT） 血管外皮瘤	贝伐珠单抗 （bevacizumab）+ 替莫唑胺 （temozolomide）	TMZ 150mg/m^2 po d1~ 7、15~21+Bev 5mg/kg iv d8、22，q4w
	舒尼替尼 （sunitinib）	37.5mg，1 次 /d，po
绒毛结节性滑膜 炎（PVNS）	伊马替尼 （imatinib）	400mg，1 次 /d，po
恶性腱鞘巨细胞 瘤（TGCT）	pexidartinib （PLX 3397）	
血管周上皮样细 胞瘤（PEComa）	西罗莫司 （sirolimus）	2mg，1 次 /d，po
复发性血管平滑 肌脂肪瘤	依维莫司 （everolimus）	10mg，1 次 /d，po
淋巴管平滑肌瘤 病	替西罗莫司 （temsirolimus）	25mg，1 次 / 周，iv
腺泡状软组织肿 瘤（ASPS）	舒尼替尼 （sunitinib）	37.5mg，1 次 /d，po

续表

病理类型	药物	用法
腺泡状软组织肿瘤（ASPS）	西地尼布（cediranib）	30mg,1 次/d,po
炎性肌纤维母细胞瘤（IMT）*	克唑替尼（crizotinib）	250mg,2 次/d,po
	色瑞替尼（ceritinib）	750mg,1 次/d,po
隆突性皮肤纤维肉瘤（DFSP）	伊马替尼（imatinib）	400mg,1 次/d,po
促结缔组织增生性小圆细胞肿瘤（DSRCT）	舒尼替尼（sunitinib）	37.5mg,1 次/d,po

注：*仅适用于间变性淋巴瘤激酶 ALK 易位的炎性肌纤维母细胞瘤。

（孙元钰 周宇红 姚阳）

参 考 文 献

[1] HUI J Y. Epidemiology and Etiology of Sarcomas. Surg Clin North Am,2016,96(5):901-914.

[2] BRENNAN M F,ANTONESCU C R,MORACO N,et al. Lessons learned from the study of 10 000 patients with soft tissue sarcoma. Ann Surg,2014,260(3):416-421;discussion 421-422.

[3] WOLL P J,REICHARDT P,LE CESNE A,et al. Adjuvant chemotherapy with doxorubicin,ifosfamide,and lenograstim for resected soft-tissue sarcoma(EORTC 62931):a multicentre randomised controlled trial. Lancet Oncol,2012,13(10):

1045-1054.

[4] MAUREL J,LÓPEZ-POUSA A,DE LAS PEÑAS R,et al. Efficacy of sequential high-dose doxorubicin and ifosfamide compared with standard-dose doxorubicin in patients with advanced soft tissue sarcoma:An open-label randomized phase Ⅱ study of the Spanish group for research on sarcomas. J Clin Oncol,2009,27(11):1893-1898.

[5] JUDSON I,VERWEIJ J,GELDERBLOM H,et al. Doxorubicin alone versus intensified doxorubicin plus ifosfamide for first-line treatment of advanced or metastatic soft-tissue sarcoma: a randomised controlled phase 3 trial. Lancet Oncol,2014,15 (4):415-423.

[6] MEAZZA C,CASANOVA M,LUKSCH R,et al. Prolonged 14-day continuous infusion of high-dose ifosfamide with an external portable pump:feasibility and efficacy in refractory pediatric sarcoma. Pediatr Blood Cancer,2010,55(4):617-620.

[7] GARCÍA-DEL-MURO X,LÓPEZ-POUSA A,MAUREL J, et al. Randomized phase Ⅱ study comparing gemcitabine plus dacarbazine versus dacarbazine alone in patients with previously treated soft tissue sarcoma:a Spanish Group for Research on Sarcomas study. J Clin Oncol,2011,29(18): 2528-2533.

[8] SLEIJFER S,OUALI M,VAN GLABBEKE M,et al. Prognostic and predictive factors for outcome to first-line ifosfamide-containing chemotherapy for adult patients with advanced soft tissue sarcomas:an exploratory,retrospective analysis on large series from the European Organization for Research and Treatment of Cancer-Soft Tissue and Bone Sarcoma Group (EORTC-STBSG). Eur J Cancer,2010,46(1):72-83.

[9] SAMUELS B L,CHAWLA S,PATEL S,et al. Clinical outcomes and safety with trabectedin therapy in patients

with advanced soft tissue sarcomas following failure of prior chemotherapy: results of a worldwide expanded access program study. Ann Oncol, 2013, 24 (6): 1703-1709.

[10] SCHÖFFSKI P, RAY-COQUARD I L, CIOFFI A, et al. Activity of eribulin mesylate in patients with soft-tissue sarcoma: a phase 2 study in four independent histological subtypes. Lancet Oncol, 2011, 12 (11): 1045-1052.

[11] MAKI R G, WATHEN J K, PATEL S R, et al. Randomized phase II study of gemcitabine and docetaxel compared with gemcitabine alone in patients with metastatic soft tissue sarcomas: results of sarcoma alliance for research through collaboration study 002[corrected]. J Clin Oncol, 2007, 25 (19): 2755-2763.

[12] GARCÍA-DEL-MURO X, Lopez-Pousa A, Maurel J, et al. Randomized phase II study comparing gemcitabine plus dacarbazine versus dacarbazine alone in patients with previously treated soft tissue sarcoma: a Spanish Group for Research on Sarcomas study. J Clin Oncol, 2011, 29 (18): 2528-2533.

[13] SANFILIPPO R, BERTULLI R, MARRARI A, et al. High-dose continuous-infusion ifosfamide in advanced well-differentiated/dedifferentiated liposarcoma. Clin Sarcoma Res, 2014, 4 (1): 16.

[14] SCHÖFFSKI P, RAY-COQUARD I L, CIOFFI A, et al. Activity of eribulin mesylate in patients with soft-tissue sarcoma: a phase 2 study in four independent histological subtypes. Lancet Oncol, 2011, 12 (11): 1045-1052.

[15] DEMETRI G D, VON MEHREN M, JONES R L, et al. Efficacy and safety of trabectedin or dacarbazine for metastatic liposarcoma or leiomyosarcoma after failure of conventional chemotherapy: results of a phase III randomized multicenter clinical trial. J Clin Oncol, 2016, 34 (8): 786-793.

[16] KAWAI A,ARAKI N,SUGIURA H,et al. Trabectedin mon-otherapy after standard chemotherapy versus best supportive care in patients with advanced,translocation-related sarcoma:a randomised,open-label,phase 2 study. Lancet Oncol,2015,16(4):406-416.

[17] RANEY R B,WALTERHOUSE D O,MEZA J L,et al. Results of the Intergroup Rhabdomyosarcoma Study Group D9602 protocol,using vincristine and dactinomycin with or without cyclophosphamide and radiation therapy, for newly diagnosed patients with low-risk embryonal rhabdomyosarcoma:a report from the Soft Tissue Sarcoma Committee of the Children's Oncology Group. J Clin Oncol, 2011,29(10):1312-1318.

[18] TAP W D,JONES R L,VAN TINE B A,et al. Olaratumab and doxorubicin versus doxorubicin alone for treatment of soft-tissue sarcoma:An open-label phase 1b and randomised phase 2 trial. Lancet,2016,388(10043):488-497.

[19] COENS C,VAN DER GRAAF W T,BLAY J Y,et al. Health-related quality-of-life results from PALETTE:A randomized,double-blind,phase 3 trial of pazopanib versus placebo in patients with soft tissue sarcoma whose disease has progressed during or after prior chemotherapy—a European Organization for research and treatment of cancer soft tissue and bone sarcoma group global network study (EORTC 62072). Cancer,2015,121(17):2933-2941.

[20] SCHUETZE S M,WATHEN J K,LUCAS D R,et al. SARC009:Phase 2 study of dasatinib in patients with previously treated,high-grade,advanced sarcoma. Cancer, 2016,122(6):868-874.

[21] SCHUETZE S M,BOLEJACK V,CHOY E,et al. Phase 2 study of dasatinib in patients with alveolar soft part sarcoma, chondrosarcoma,chordoma,epithelioid sarcoma,or solitary

fibrous tumor. Cancer,2017,123(1):90-97.

[22] AGULNIK M,YARBER J L,OKUNO S H,et al. An open-label,multicenter,phase Ⅱ study of bevacizumab for the treatment of angiosarcoma and epithelioid hemangioendotheliomas. Ann Oncol,2013,24(1):257-263.

[23] SCHWARTZ G K,MAKI R G,RATAIN M J,et al. Brivanib (BMS-582664) in advanced soft-tissue sarcoma(STS): Biomarker and subset results of a phase Ⅱ randomized discontinuation trial. J Clin Oncol,2011,29(15_suppl): 10000.

[24] MAHMOOD S T,AGRESTA S,VIGIL C E,et al. Phase Ⅱ study of sunitinib malate,a multitargeted tyrosine kinase inhibitor in patients with relapsed or refractory soft tissue sarcomas:focus on 3 prevalent histologies:leiomyosarcoma, liposarcoma,and malignant fibrous histiocytoma. Int J Cancer,2011,129(8):1963-1969.

[25] DICKSON M A,TAP W D,KEOHAN M L,et al. Phase Ⅱ trial of the CDK4 inhibitor PD0332991 in patients with advanced CDK4-amplified well-differentiated or dedifferentiated liposarcoma. J Clin Oncol,2013,31(16): 2024-2028.

[26] PENEL N,LE CESNE A,BUI B N,et al. Imatinib for progressive and recurrent aggressive fibromatosis(desmoid tumors):an FNCLCC/French Sarcoma Group phase Ⅱ trial with a long-term follow-up. Ann Oncol,2011,22(2):452-457.

[27] GOUNDER M M,LEFKOWITZ R A,KEOHAN M L, et al. Activity of Sorafenib against desmoid tumor/deep fibromatosis. Clin Cancer Res,2011,17(12):4082-4090.

[28] PARK M S,PATEL S R,LUDWIG J A,et al. Activity of temozolomide and bevacizumab in the treatment of locally

advanced,recurrent,and metastatic hemangiopericytoma and malignant solitary fibrous tumor. Cancer,2011,117 (21):4939-4947.

[29] STACCHIOTTI S,NEGRI T,LIBERTINI M,et al. Sunitinib malate in solitary fibrous tumor(SFT). Ann Oncol,2012,23 (12):3171-3179.

[30] CASSIER P A,GELDERBLOM H,STACCHIOTTI S,et al. Efficacy of imatinib mesylate for the treatment of locally advanced and/or metastatic tenosynovial giant cell tumor/ pigmented villonodular synovitis. Cancer,2012,118(6): 1649-1655.

[31] TAP W D,WAINBERG Z A,ANTHONY S P,et al. Structure-guided blockade of CSF1R kinase in tenosynovial giant-cell tumor. N Engl J Med,2015,373(5):428-437.

[32] DAVIES D M,DE VRIES P J,JOHNSON S R,et al. Sirolimus therapy for angiomyolipoma in tuberous sclerosis and sporadic lymphangioleiomyomatosis:a phase 2 trial. Clin Cancer Res,2011,17(12):4071-4081.

[33] MCCORMACK F X,INOUE Y,MOSS J,et al. Efficacy and safety of sirolimus in lymphangioleiomyomatosis. N Engl J Med,2011,364(17):1595-1606.

[34] GENNATAS C,MICHALAKI V,KAIRI P V,et al. Successful treatment with the mTOR inhibitor everolimus in a patient with perivascular epithelioid cell tumor. World J Surg Oncol,2012(10):181.

[35] BENSON C,VITFELL-RASMUSSEN J,MARUZZO M,et al. A retrospective study of patients with malignant PEComa receiving treatment with sirolimus or temsirolimus:the Royal Marsden Hospital experience. Anticancer Res,2014,34(7): 3663-3668.

[36] STACCHIOTTI S,NEGRI T,ZAFFARONI N,et al. Sunitinib in advanced alveolar soft part sarcoma:evidence of a direct

antitumor effect. Ann Oncol,2011,22(7):1682-1690.

[37] Kummar S,Strassberger A,Monks A,et al. An evaluation of cediranib as a new agent for alveolar soft part sarcoma (ASPS). J Clin Oncol,2011,29(15):2696.

[38] SHAW A T,KIM D W,MEHRA R,et al. Ceritinib in ALK-rearranged non-small-cell lung cancer. N Engl J Med,2014, 370(13):1189-1197.

缩略词汇表

起首字母	英文缩写	英文全称	中文全称
A	AAM	anti-androgen therapy	抗雄激素治疗
	AC	adjuvant chemotherapy	辅助化疗
	ADT	androgen deprivation therapy	雄激素剥夺治疗
	AI	aromatase inhibitor	芳香化酶抑制剂
	AJCC	American Joint Committee on Cancer	美国癌症联合委员会
	ALK	anaplastic lymphoma kinase	间变性淋巴瘤激酶
	ALP	alkaline phosphatase	碱性磷酸酶
	AUA	American Urological Association	美国泌尿学会
B	BALP	bone alkaline phosphatase	骨碱性磷酸酶
	BMAs	bone-modifying agents	骨改良药物
	BMD	bone mineral density	骨密度
	BMFS	bone metastasis-free survival	无骨转移生存期
	BPs	bisphosphonates	双膦酸盐
	BSP	bone sialoglycoprotein	骨唾液酸糖蛋白
	BTP	breakthrough pain	暴发痛

续表

起首字母	英文缩写	英文全称	中文全称
C	CAB	complete androgen blockade	完全性雄激素阻断治疗
	CCR	creatinine clearance rate	肌酐清除率
	CDK	cyclin-dependent kinase	细胞周期蛋白依赖性激酶
	CLO	clodronate acid	氯屈膦酸
	COX	cyclo-oxygen-ase	环氧化酶
	CRPC	castration-resistant prostate cancer	去势抵抗性前列腺癌
	CS	chondrosarcoma	软骨肉瘤
	CT	chemotherapy	化学治疗
		computer tomography	计算机断层扫描
	CTIBL	cancer treatment-induced bone loss	抗肿瘤治疗引起的骨丢失
D	DCR	disease control rate	疾病控制率
	DR	digital radiology	数字 X 线平片
E	ECT	emission computed tomography	发射计算机断层显像
	EDTA	ethylene diamine tetraacetic acid	乙二胺四乙酸
	EGFR	epidermal growth factor receptor	表皮生长因子受体
	EMA	European Medicines Agency	欧洲药品管理局
	ER	estrogen receptor	雌激素受体

续表

起首字母	英文缩写	英文全称	中文全称
	ESMO	European Society for Medical Oncology	欧洲肿瘤内科学会
F	FDA	Food and Drug Administration	美国食品药品管理局
	FNCLCC	Fédération Nationale des Centres de Lutte Contre le Cancer	法国国家抗癌中心联合会
	FSH	follicle-stimulating hormone	卵泡刺激素
G	GIST	gastrointestinal stromal tumor	胃肠道间质瘤
	GnRH	gonadotropin-releasing hormone	促性腺激素释放激素
H	HCM	hypercalcemia of malignancy	高钙血症
	HER-2	human epidermal growth factor receptor 2	人类表皮生长因子受体 2
I	IBN	ibandronic acid	伊班膦酸
	ICTP	collagen type I pyridine crosslinking peptide	人 I 型胶原吡啶交联终肽
	IHT	intermittent hormonal therapy	间歇内分泌治疗
L	LH	luetinizing hormone	促黄体生成素
	LHRH	luteinizing hormone releasing hormone	黄体生成素释放激素
	L-MTP-PE	liposomal muramyl tripeptide phosphatidylethanolamine	微脂粒包裹的胞壁酰三肽磷脂酰乙醇胺

续表

起首字母	英文缩写	英文全称	中文全称
M	MAB	maximum androgen blockade	最大雄激素阻断
	MMSE	mini-mental state examination	简易智力状态检查
	MRI	magnetic resonance imaging	磁共振成像
	MSKCC	Memorial Sloan-Kettering Cancer Center	斯隆 - 凯特琳纪念癌症中心
	MSTS	Musculoskeletal Tumor Society	肌肉骨骼肿瘤学会
	mTOR	mammalian target of rapamycin	哺乳动物雷帕霉素靶蛋白
	MTT	molecular targeted therapy	分子靶向治疗
N	NAC	neoadjuvant chemotherapy	新辅助化疗
	NCCN	National Comprehensive Cancer Network	美国国立综合癌症网络
	NHT	neoadjuvant hormone therapy	新辅助内分泌治疗
	NSAIDs	nonsteroidal anti-inflammatory drugs	非甾体抗炎药
	NSCLC	non-small cell lung cancer	非小细胞肺癌
	NTX	type I collagen N-telopeptide	I 型胶原氨基末端交联肽
O	ONJ	osteonecrosis of the jaw	下颌骨坏死
	OS	osteosarcoma	骨肉瘤
		overall survival	总生存期

续表

起首字母	英文缩写	英文全称	中文全称
P	PAM	pamidronate acid	帕米膦酸
	PC	palliative chemotherapy	姑息性化疗
	PCa	prostate cancer	前列腺癌
	PET	positron emission tomography	正电子发射断层显像
	PFS	progression free survival	无进展生存期
	PFSR	progression free survival rate	无进展生存率
	PINP	procollagen type Ⅰ N-terminal propeptide	氨基酸Ⅰ型前胶原肽
	PLD	peylated liposomal doxorubicin	聚乙二醇脂质体多柔比星
	PR	progesterone receptor	孕激素受体
	PS	performance status	体能状况
	PSA	prostate specific antigen	前列腺特异性抗原
R	RANK	receptor activator of NF-κB	NF-κB 受体激活蛋白
	RANKL	receptor activator of NF-κB ligand	NF-κB 受体激活蛋白配体
S	SCLC	small cell lung cancer	小细胞肺癌
	SEOM	Spanish Society of Medical Oncology	西班牙肿瘤内科学会
	SREs	skeletal-related events	骨相关事件
	STS	soft tissue sarcoma	软组织肉瘤
T	TAM	tamoxifen	他莫昔芬

续表

起首字母	英文缩写	英文全称	中文全称
	TKI	tyrosine kinase inhibitor	酪氨酸激酶抑制剂
U	UICC	Union for International Cancer Control	国际抗癌联盟
	UPS	undifferentiated pleomorphic sarcoma	未分化多形性肉瘤
V	VEGF	vascular endothelial growth factor	血管内皮生长因子
W	WHO	World Health Organization	世界卫生组织
Z	ZOL	zoledronic acid	唑来膦酸

12检